人體使用手冊 *User's Manual for the Human Body*

目標管理養生法

20年慢性病調理經驗總結！
重新定義疾病，簡單有效達成自癒養生目標

吳清忠 著

目標：一天比一天好

只要今天能吃好、睡好、拉好、不生氣，今天就能比昨天好。

每天都能比前一天好，時間長了，大多數的病都能改善。

自序

建構人人都能理解操作的自癒養生系統

自從一九九五年開始學習中醫養生至今，已經超過了二十年。包括一本漫畫在內，這是我寫的第五本書，是對於過去四年運用儀器輔助養生，以及長期以來利用養生克服幾種不同慢性病的經驗總結。中醫向來有「異病同治」的理論，在克服慢性病的過程中，也發現了這些現代人慢性病的共通性。

我不是醫生，研究中醫基礎的養生，並且開發相應的輔助工具，是這些年來我努力的目標。做為一個工程師，希望把自己理解的養生方法，建立成為一套人人都能很容易理解和操作的系統。

養生和醫療的差異，在於養生主要依賴人體的自癒機制，因此我的研究一直圍繞在「自癒」的範疇，在過程中嘗試將經絡儀朝向解讀「人體自癒活動」的工具發展。經過四年來兩萬多例實際檢測的結果，總算建立了一套利用經絡儀來觀察人體自癒活動的養生輔助工具。

利用這個新的工具，讓我們有機會更精準的觀察人體的自癒活動，以及其所引發各種表面癥狀之間的關係，可說明許多養生者在調養過程中的好轉反應或瞑眩反應，也可以用儀器預測可能會出現的這些反應。

「自癒」是養生最重要的一環，長期以來一直缺乏較深入的研究，也沒有相應設備能觀察其過程。希望我們的研究能幫助眾多養生者，在養生的過程能夠更清楚身體的進展，確定養生的方法是否真對健康有益。

由於觀察自癒活動有許多不同的面向，這本書分別在不同章節陳述這些概念，並且為了讓讀者能更清楚的理解，書中引用的慢性病不多，在不同的章節用相同病例，從不同角度說明不同的概念。

除了利用儀器觀察人體自癒之外，同時也發展出幾種不同的干預設備。這些干預手段，目的都在提升人體的自癒能力。和**經絡儀**配合的研究，可以從觀察干預手段對於人體的影響，而對經絡檢測數據有更深入的理解。

這些設備都沒有侵入性，如依循經絡中體液流動設計的**按摩椅**，是將傳統疏緩肌肉的機能改為疏通經絡；**氣束能**調理則在體外三公分作用，沒有觸及人體，也沒有已知或可以檢知人體能量的變化。使用這些干預設備的目的，在於能較快地改變經絡的狀態，進而從變化中更能理解經絡檢測產生數據的真正意義。

◆

在學習中醫養生之前，我從事了十多年管理顧問的工作。目標管理是管理學中非常普遍的方法，大多數的企業都用在日常的管理中。學了中醫養生之後，我發現這個方法同樣適用於管理自己的健康。

「老化」是人體健康變差的主要原因，一天比一天逐漸變差的過程，也就是身體總體健康不斷下降的趨勢；而「抗老化」則是創造一個和老化相反的趨勢，也就是創造一個讓身體一天比一天好，總體健康上升的趨勢。因此，目標管理養生法的目標訂定就變得很簡單，只要每天能做到「吃好、睡好、拉好和不生氣」這個目標，健康自然能一天比一天好。

謹將此目標開宗明義放在書頁翻開的第一頁，與讀者共勉之。

希望大家都能天天達標，朝向健康之路邁進。

吳清忠

Part 1

方法篇・養生治未病

預防醫學和治未病仍然存在著差距。「治未病」做為醫療技術不易打開市場，卻可以做為養生知識的基礎，同時也是養生技術追求的最終目標。

Part 2

操作篇・人體的自癒機制

對於自癒體系的理解愈多，會逐漸增強對人體的信心，養生的方向也愈來愈清楚——就是如何透過養生手段，不斷提升人體的自癒能力。

Part 3

定義篇・疾病的因和果

現代醫學是以眼見的身體異常和不適來定義疾病。但從中醫的觀點，這些異常是結果，不是原因。如果找不到原因，是無法開處方的。

Part 4

檢測篇・利用中醫儀器輔助人體自癒

透過經絡檢測結果，可判斷出受測者的致病行為、自癒活動及其可能產生的好轉反應和骨骼異常等資訊，並且找出當天最需要調理的臟腑。

Part 5

反饋篇・養生心得分享

「你有多久沒有真正的開心？」學習中醫養生，至今已二十多年了，每隔一段時間總能得到一些心得，很多人追求完美，生命呈現卻是最不完美的狀態……

附錄

養生需要認識的中醫概念

多年來我的研究一直圍繞在自癒的範疇，而自癒是中醫的本質，所以最後這個部分，我想再跟大家多分享一些重要的中醫養生概念。

Part 1

方法篇

養生治未病

chapter 01

醫療和養生的差異

醫療系統治療疾病，主角是醫生，倚靠「外力」，治療手段以藥物和手術為主。這種治病方法並不考慮自癒機制的存在與否，完全由醫生主導。

而以養生方法祛病，主角則是人體內部的自癒系統，靠的是「內在的自癒力」，祛病方法在於不斷提升人體自癒系統的能力，讓自癒系統發揮它應有的功能，將各種器官的損傷修復。

醫療對別人負責，養生對自己負責

醫療系統由於需要對他人的生命承擔責任，因此，必須依循法律的規範行事，用來治病的方法也必須經過實證檢驗；養生主要對自己負責，只要自己認為對的觀念和方法都可以使用。這本書是分享我自己的養生經驗，當然也分享我的養生觀念、對疾病的理解以及調養方法，僅供有興趣養生的朋友參考。

慢性病是現代人最大的夢魘，許多人會上網查找可能的病因和解決之道，但幾乎所有的慢性病都是「原因不明」，也都沒有真正的解決方案。這時，可能就需要**學習重新定義疾病的方法，找出自己能掌握的養生之道**。

醫療研究疾病，養生研究健康

最近有個醫院的研究人員用我開發的氣束能和頻率治療工具，對肺癌細胞進行實驗。實驗的結果，對抗肺癌的頻率，可以直接殺死細胞；氣束能不能立即殺死細胞，但會使細胞內粒腺體的能量快速下降，然後死亡。兩者都能殺死癌細胞。

這一類研究起源於最早的傳染病研究。傳染病主要由細菌形成，當顯微鏡出現之後，細菌被看見了，研究人員利用眾多的培養皿讓細菌在其中繁殖，將各種不同化學物質注入不同的培養皿，找出能夠殺菌的物質，最早的抗生素就這麼找出來了。之後，這個方法廣泛運用在各種疾病的研究，包括慢性病。

這種研究方向目的只有一個：消除徵狀，也就是消除疾病的結果。由於成功克服傳染病的影響，確立了眼見為真的疾病邏輯，因此長期以來慢性病的研究也遵循著與傳染病相同的概念在進行。

我比較有興趣的研究是氣束能對於健康細胞有沒有提升能量的作用。但醫院沒有預算做這項研究，因而作罷。顯然醫生們研究的目標是如何殺死癌細胞，我更感興趣的是找到使正常細胞更健康的方法。**我深信正常細胞更健康後，身體的自癒機制自然會消除癌細胞**。這是養生和醫療發展方向的根本不同。

醫療改變的是身體和器官，養生改變的是觀念和習慣

我有很多機會和讀者接觸，發現我的讀者有個共同特點，就是生活習慣比大多數人正常，許多人看過書後，積極的改變睡眠習慣，不再晚睡熬夜。

近幾年，研究經絡儀的判讀，發現經絡儀能清楚顯示睡眠的影響，只要一兩天晚睡，肝火就居高不下。長期晚睡，不但肝火高，心火也高，幾乎沒有例外。經常量測經絡的人，幾乎不敢晚睡。我最常告誡受測者的一句話起了作用——「當經絡狀況能反應晚睡，說明晚睡真的會影響經絡，也就是會影響健康」。

這些受測者在接受晚睡會影響健康的觀念之後，一旦晚睡，就會有自己正在傷害健

康的罪惡感，慢慢的就愈睡愈早。**觀念改變了，習慣跟著改變，健康就往上升的趨勢發展了**。養生的目的，就在創造一個不斷上升的健康趨勢，而睡眠是其中最重要的因素。

醫療「治已病」，養生「治未病」

「治未病」這個詞最早出現在《史記・鶡冠子》所記載扁鵲的故事：

魏文王問扁鵲：「你有兄弟三人，都是醫生，誰的醫術最好呢？」

扁鵲說：「大哥最好，二哥其次，我最差。」

文王再問：「那為什麼你最出名呢？」

扁鵲答說：「我大哥治病，是治於病情發作之前，一般人不知道他事先能剷除病因，所以他的名氣無法傳出去，只有我們家的人才知道。我二哥治病，則是治於病情初起之時，一般人以為他只能治輕微的小病，所以他的名氣只及於本鄉里。而我扁鵲，是治病情嚴重之時，一般人看到的是我用針來放血、動大手術，好像我能治一切疑難雜症，起死回生，以為我醫術高明，名氣因此響遍全國。」

魏文王聽後，感觸很深，得到許多啟示。

從前面這段故事，我們知道扁鵲三兄弟中，老大「治未病」，老二「治初病」，老三扁鵲「治已病」。

「治未病」需要在病因出現，病情未發作時，只有對「治已病」很熟悉的醫生，才能知道什麼原因會造成什麼樣的病，在「病因初現」就將之去除。但這時沒有疾病的徵狀，旁人根本沒發現任何問題，病人自己也不知怎麼回事，除了更高明的醫生，沒有人知道他治了「未病」，難怪只有扁鵲家人知道他的醫術最高。

常常聽到人們談論「治未病」，好像「治未病」是人人都能做到的簡單技術。其實如果不會「治已病」，根本不知道疾病的原因是什麼。不知病因，如何在「未病」之前就看到創造「病因」的行為或事件，然後加以防止？又怎麼「治未病」？

舉例來說，現代醫生總是說運動能健身，許多人也深信不已，但卻有個朋友因運動而生了大病。他很喜歡晚上打籃球，我曾勸他改變這個習慣，因為已經忙了一整天，到夜間氣血能量早耗光了，這時用的必定是透支來的肝火。進行打籃球這樣激烈的運動，會讓身體變得很亢奮，運動後雖然累，卻不一定能睡，再加上肝火盛，就算睡了也不容易睡好。

從中醫觀點來看，運動能疏通全身經絡，也能提升心肺功能，這是運動的優點。然而運動的缺點是能量消耗大，特別如籃球般的激烈運動消耗更大，因此運動後必須有好的飲食，加上良好的睡眠，「吃好」和「睡好」，才能將消耗的能量補回來還有剩。其中的「睡好」，必須**在夜間十點前入睡**，而這也是運動員在訓練期間多半要在八九點前入睡的原因。

夜間打完籃球大約九點或十點，再吃個宵夜就很晚了，加上身體過於亢奮，早則一點，晚則兩三點才睡，當天消耗的氣血能量無從補回，次數一多，時間長了，健康一點一點消耗，沒多久就成了重病，也是必然的結果。這個朋友就在我告誡他的兩年後，在四十七歲那年得了心肌梗塞。

這麼分析下來，這種錯誤的運動方式，是他生病的原因之一。在朋友發病前兩年，如果他當時能聽勸，可能就不會生病了。也就是說，他曾有一次「治未病」的機會，只是錯過了。

這種失敗的「治未病」，往往只有事後回顧，才在悔悟中被發現和證實。如果他那時候聽勸，改變在夜間打籃球的習慣，結果沒生病，就沒人知道他經歷了一次「治未病」的經驗。

成功的「治未病」，不易證實其發生過，甚至當事人都沒發現自己逃過了一劫。這就是扁鵲的大哥擅長「治未病」卻不為人知的原因。

正確的運動方式才能促進健康

運動確實能促進健康，只是正確的運動分為兩個部分：第一部分是運動本身，可以疏通經絡，提升心肺功能；第二部分是運動後的吃好和睡好。「吃好」是要吃促進健康的食品，並且切實做好細嚼慢嚥。「睡好」是必須在十點之前入睡，同時要擁有良好的睡眠品質。「吃好」加上「睡好」，才能把消耗的能量補回來。

我常用企業銷售行為來比擬運動的這兩個部分。企業銷售貨品也分兩部分：第一個部分是把貨交給客戶，這時企業付出了所有成本，交貨就像運動一樣，是消耗能量的行為；第二部分是把貨款收回來，這時才把成本收回再加上利潤，就像運動後的「吃好」和「睡好」，把能量補回來還有剩一樣。

只有銷售，從不收款的公司，倒閉是時間問題。同樣的，只有運動，卻缺乏「吃好」和「睡好」，生病是必然的結果。

現代醫學有預防醫學的學科，它對已經知道病因的傳染病是很有用的，但是對於多數完全不知道病因的慢性病，效果可能就有限了。特別是一些被歸類為遺傳性原因的慢性病，就很難有作用。

預防醫學和「治未病」仍然存在著差距。只有已經確知病因的疾病，預防醫學可以稱得上具備「治未病」的能力；對於原因不明的慢性病，現有的預防醫學要做到「治未病」就很困難了。

如果有一個具有「治未病」能力的醫生，雖然醫術高超，其行動卻平淡無奇，甚至沒幾個人理解他真的治了尚未發生的疾病，在這種情形下，他若開設一家以「治未病」為主的醫院，將一如扁鵲所說，像他大哥般醫術高超，卻除了他們家人之外無人理解。可以預見，這樣的醫院必定門可羅雀，最終經營不下去。

也就是說，一家真正以「治未病」為主的醫院，在現實市場上只是一個不可能實現的夢想。

不過，**「治未病」做為醫療技術不易打開市場，卻可以做為養生知識的基礎**。養生是作用在自己身上的醫療技術，透過重新定義慢性病，定義過程利用推理找出病因，就能針對原因，調整生活習慣和脾氣性格，避開那些可能創造疾病的原因，進而達到「治未病」的目標。可以說，「治未病」是養生技術追求的最終目標。

在本書的開頭有一段話：

目標：一天比一天好

只要今天能**吃好**、**睡好**、**拉好**、**不生氣**，今天就能比昨天好。

每天都能比前一天好，時間長了，大多數的病都能改善。

這段話充分說明了「治未病」的根本方法。

吃、睡、拉和情緒，是每一個人每天行為的總結，其實就是中國人常說的吃、喝、拉、撒、睡，簡化了就只有吃、睡、拉，再加一個情緒。這四件事做好了，身體就有機會一天比一天好。大多數慢性病的形成，都是這四件事沒處理好，身體一天比一天差，長期積累下來的結果。

中國人常說的「氣血」，其實和西醫的「老化」意義非常接近。所以，氣血下降趨勢也和老化趨勢很接近。老化是每個人都無法避免的生命軌跡，但是老化速度卻是可以自己掌控的。長期做到吃好、睡好、拉好和不生氣的人，老化速度就會慢些；相對的，沒做好的人就會老得比較快。

大多數慢性病都發生在中老年階段，中老年人和年輕人的差異，即是老化的程度較高，也就是氣血較低。因此，如果能做到減緩老化，就有機會避免各種好發於中老年人的慢性病。

「如何做到吃好、睡好、拉好和不生氣？」

常會有人問我這個問題，我的回答很簡單，我們小時候是如何吃、睡、拉和處理情緒的？可以說想吃就吃，吃東西時總是很開心；想睡就睡，想拉就拉；不開心就哭，開心就笑，就算剛哭過，眼淚還掛在臉上也能笑。

這就是吃好、睡好、拉好，加上把情緒處理好。其實這是每個人天生都具備的能力，只是長大後，多了許多知識和顧慮，慢慢喪失了這些基本的能力。學習「治未病」的能力，就在恢復這些基本的能力。

chapter 02

以自癒為基礎的養生方法

養生活動除了情緒之外的生理調養，重點只有兩個：

一、扶正，也就是「養氣血」；

二、祛邪，也就是「排垃圾」。

當然，「自癒養生法」也不例外。

「養氣血」重點在於提升人體總體能量；「排垃圾」重點則是在排除身體內部的各種垃圾，讓身體去除各種垃圾和毒物可能造成的傷害。

「扶正」和「祛邪」都不是用來祛病的，祛病是人體內部自癒機制的事。扶正和祛邪，主要是在提升人體自癒機制的能力。氣血能量升高，自癒能力自然提升——細胞周圍的垃圾清除了，細胞吸收養分的通道暢通，各個器官的活力跟著提升，進一步升高自癒能力。

自癒養生法是一套銜接人體內部的自癒機制，充分發揮人體自癒機制的養生方法。在養生的過程中，必須對人體自癒機制的運行邏輯，以及「修復臟腑或器官時可能產生的各種現象」有所理解。

這種養生方法是身體本來具備的能力，因此，可以完全不需要任何工具或特別的藥物，只要做好睡眠和營養吸收，就能進行。另外，也可以借助食物或外部的物理調理手段，提升自癒的效能，讓身體更快速的完成自癒。

自癒養生重點一：扶正——養氣血

由於人體的自癒能力和氣血能量成正比，氣血能量愈高，自癒能力愈強，因此，養氣血是自癒養生法的首要重點。

養氣血在我的第一本書《人體使用手冊》中有深入的說明，主要是先把**早睡、敲膽經和細嚼慢嚥**這三件事做好，氣血就能上升。簡單來說，人體在上半夜進入深度睡眠時會有最好的造血效率，早睡就是造血第一個要件；其次，造血材料的吸收，是造血的第二個要件。敲膽經和細嚼慢嚥則可以提高營養的吸收。

養氣血是養生活動中最重要的一環。初生的嬰兒是一個人氣血最高的時候，隨著年齡的增長，氣血逐漸下降。可以說，氣血下降的趨勢就是老化趨勢，氣血能量低落是多數老年人的特徵。相對的，氣血上升，就能減緩老化。

因此，從中醫概念看多數好發於老年人的慢性病，其根本原因都在於氣血低落。像這一類的慢性病，只要有正確的氣血調理方法，讓氣血能量不斷上升，很快就能見到改善的效果。

養氣血任務❶：早睡

早睡，才能有最好的造血機能。早睡也是良好睡眠品質的基礎，多數的失眠最早都起因於晚睡——晚睡會因透支的肝火而影響睡眠品質。

日出而作，日落而息，是人類原始的生活方式。當我們在睡覺時，身體同時也在進行造血，以及重要器官的自癒。現代有許多人習慣晚睡，這種改變原始生活作息的生活方式，會讓人體的造血時間縮短。如前所述，人體最佳的造血條件是上半夜，進入深度睡眠的狀態。因此，早睡是養氣血最重要的任務。

今天我們看到的中藥處方多數是一百年以前創造出來的，那個年代的人早睡是初更（晚上七點），晚睡是二更（晚上九點）。生了病的人，一定是早睡，也就是晚上七點就睡了。中藥的療效不是只有靠藥物，睡眠和其他活動也是很重要的因素。今天使用相同的處方，卻不遵循原來的生活習慣，其效果可想而知，就算原來有效的處方，以目前的用法，效果也會大打折扣。

晚睡是現代人多數慢性病的根源，由於現代醫學至今沒有量測人體總體能量的方法，自然沒有任何疾病被歸因於能量不足。中醫理論認為晚睡會使氣血能量下降，這個觀點因為沒有量測能量的方法而無法驗證——無法驗證晚睡會影響氣血，同時也無法證實晚睡不影響氣血。

這就是氣血量測的重要性。沒有氣血量測手段，許多人體相關的健康課題，根本無法做出正確的判斷。**氣血的真正意義是它代表了一個人身體最終的好壞。**因此在氣血能量無法量測之前，每個人只能從自己的生活作息，來判斷各種異常是身體出了問題？還是身體修復器官所造成的現象？

例如，在調整作息一段時間之後，突然出現一些異常和不適，這些徵狀多數是因為氣血回升，身體開始修復器官所創造出來的。相反的，如果長期生活作息不良，氣血很低，這時出現的異常和不適，就很可能是生病了。

身體狀況比較好的年輕人，早睡一段時間，身體的狀況會有明顯改善，主要是年輕人身上積存的問題比較少，氣血回升後，很快就能將可能存在的損傷修復。由於身體損傷不大，修復時的徵狀會較輕微，甚至沒有任何有感的徵狀。

相對的，年紀較大的人，例如剛退休的人，早睡一段時間之後，氣血回升，身體會開始修復損傷，但由於多數臟腑的損傷都是習氣形成的，累積的問題較深，因此修復後會產生的徵狀多且較嚴重。這是在開始調整作息，早睡之初就要有的必要理解，免得徵狀出現後，不知如何處理。

養氣血任務②：敲膽經

膽囊是身體控制膽汁分泌至小腸的機構，膽功能正常，則膽汁分泌順暢；膽功能不正常，則膽汁分泌不暢。膽汁是消化過程中分解食物最重要的酵素，一旦膽汁分泌不順暢，會直接影響造血材料的生產。

膽經是一條從頭到腳的經絡，在大腿外側的一段，由於寒氣侵入的關係，許多人膽經部位都堆了大量垃圾，造成膽經的不通暢，進而影響膽功能的正常運行。敲膽經有助於身體將膽經部位的垃圾排除，疏通膽經，並促進營養的吸收。

膽經要怎麼敲

手握拳，敲打大腿外側膽經部位（環跳到膝陽關之間）左右各兩百下；或搭配按摩油，以指節由上到下推二十次。

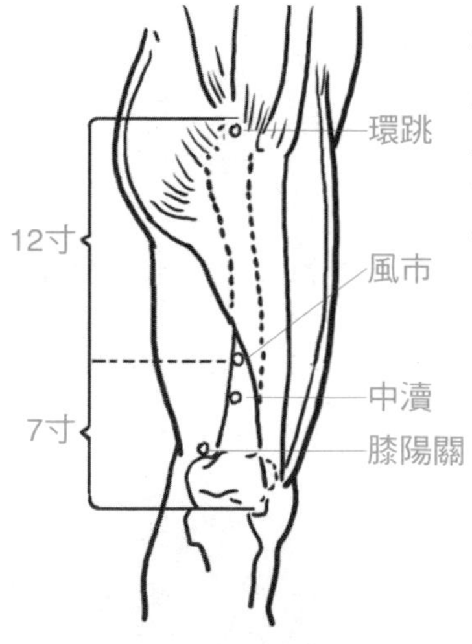

養氣血任務❸：細嚼慢嚥

除了敲膽經之外，細嚼慢嚥也是促進營養吸收非常重要的飲食習慣。

「肥胖是營養過剩造成的」是現代醫學教給多數人的常識。實際上，這句話應修正為「肥胖是吃過多食物造成的結果」。吃得多並不代表營養就過剩，因為吃到不一定就吸收到，食物的吸收率是影響營養吸收和健康很重要因素。

細嚼慢嚥可以提升食物的吸收率，而食物吸收率提高後，食量自然會逐漸下降。理論上吃飯時間拉長一倍，食物吸收率有機會提升一半，這時的食量可以減少一半，腸胃負擔大約只剩下原來的百分之三十五，使腸胃的健康有機會因減低負擔而得到改善。當腸胃的問題改善後，會直接減少脾虛的機會——脾虛是大多數肥胖最早的原因。

多數肥胖的人沒有細嚼慢嚥的飲食習慣，吃飯太快，缺乏咀嚼的食物無法被身體順利吸收，雖然吃了很多食物，身體卻沒有得到足夠的營養。因為營養不足的關係，身體需要更多的食物，創造出更好的胃口，形成惡性循環，愈吃愈多，也愈吃愈快，大量沒被吸收的食物殘渣堆在大腸裡，形成細菌滋生的溫床，再造成脾虛，最終形成肥胖——所以多數肥胖是從小腹開始。

因此，吃東西放慢速度，在嘴裡多嚼幾下，改善食物吸收率，可以降低食量，不會讓人變胖，是減肥的第一課。食物被吸收的部分不會轉變成造成肥胖的脂肪，相反的，沒有被吸收的食物殘渣才是造成肥胖的元凶。細嚼慢嚥是減少這些元凶最直接的方法。

●——自癒養生重點二：祛邪——排垃圾

「自癒養生法」的第二個重點是排垃圾。人體排垃圾的通道，除了人們所熟知消化系統的大小腸，以及泌尿系統的尿道之外，皮膚是另一個非常重要的垃圾排泄通道。垃圾的運輸通道，有消化系統、心血管系統，還有由體液流通系統構成的經絡系統，是自癒養生法中最重要的一個垃圾運輸通道。

人體的細胞遍布全身，每天需要吸收養分，同時也會產生垃圾。細胞產生的垃圾，會先排到身體內部細胞周圍的體液，隨著體液的流動，部分垃圾會進入淋巴系統，再回流到靜脈。在現代醫學的知識中，經絡是不存在的。但是中國大陸近年有經絡物質基礎的研究發現，經絡實際上存在著沿經絡方向流動的流場，部分細胞產生的垃圾會循著經絡方向流動，而所有經絡中的垃圾最終都會匯流至背部膀胱經。

膀胱經上存在著對應各條經絡的腧穴，例如對應肺經的肺腧穴，對應心經的心腧穴……等。十二條和臟腑對應的經絡，在膀胱經上都存在著對應的腧穴，這些腧穴是各條經絡中垃圾流入膀胱經的入口。此外，膀胱經上還有一個膀胱腧穴，理論上腧穴是兩經交會的穴位，但膀胱俞穴沒有其他交會的經絡，它應該是整個膀胱經的總出口，也就是所有經絡匯入膀胱經的垃圾，最終都會從這個穴位流入膀胱，再從膀胱以小便形式排出體外。

這個以經絡為主的垃圾運輸通道，在科學上還有待驗證，但在中醫經絡推拿中，很早就被廣泛應用。

排垃圾任務：按摩膀胱經（刮痧、梳頭、推背）

依著體液流動的方向推拿膀胱經，能使整個背部的垃圾迅速排出，也能改善許多因經絡不暢所造成的身體不適。如青光眼患者因眼壓過高產生的脹痛，只要連續數天按摩膀胱經，即能有效緩解。

此外，按摩膀胱經，除了有疏通經絡、改善徵狀的效果，還能有效消除背部贅肉，最終達到減肥的目的。

膀胱經連通著其他十一條對應臟腑的經絡，是各條經絡垃圾的出口，就像一個城市的大排水溝，只要清理了大排水溝，上游的小排水溝就會跟著通暢了。所以如果膀胱經中各個對應經絡的腧穴都暢通，其他十一條經絡就不容易堵塞。因此，按摩膀胱經可說是保持所有經絡通暢「四兩撥千斤」的做法，也是排垃圾最簡單有效的手段。

膀胱經的按摩方式

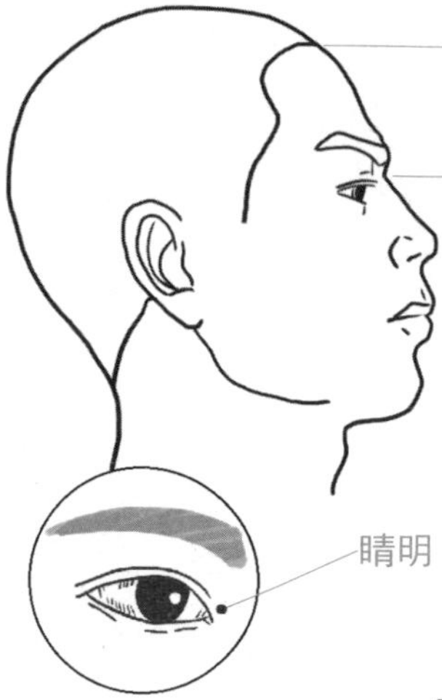

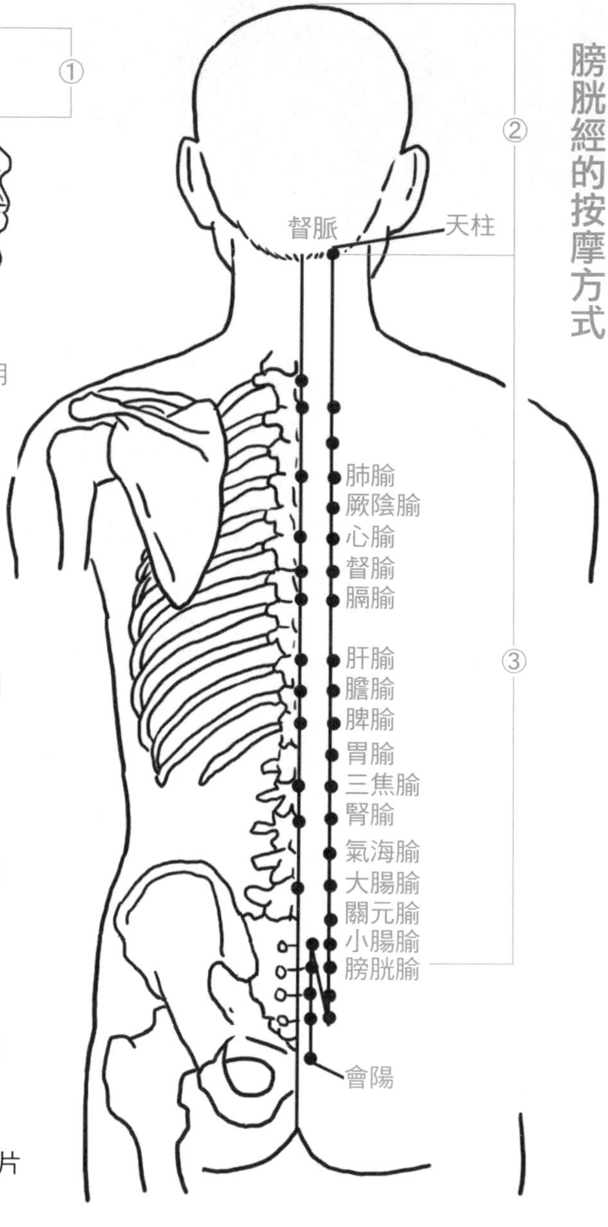

①【刮痧】

②【梳頭】

③【推背】

▲掃描 QR Code，參考影片示範，學習按摩更容易

膀胱經也是一條從頭到腳的經絡，起點位於眼睛內側的睛明穴，沿著頭部往後延伸至後頸，再接到背部往下。疏通膀胱經應從前額開始，由眼睛上方往頭頂刮痧；頭部則利用梳子梳頭皮，梳到後頸的髮際線；再接到背部的膀胱經，從肩頸部由上往下推，促進膀胱經的疏通。

背部膀胱經的按摩有兩個方案可以選擇：

第一個方案是只推背部，從肩頸部推到腰部的膀胱腧穴。這種方法比較簡單，按摩範圍涵蓋了所有經絡的腧穴，可以做為每天的按摩功課，只要將和各條經絡相通的腧穴疏通，其相關的經絡就不容易堵塞。

第二個方案則是繼續往下推，推到腳部膀胱經最下方的至陰穴（足小趾外側距趾甲約二公釐處）。這種按摩的效果會比只有按上半身好。萬一腳部出現水腫，可以用這個方法緩解。

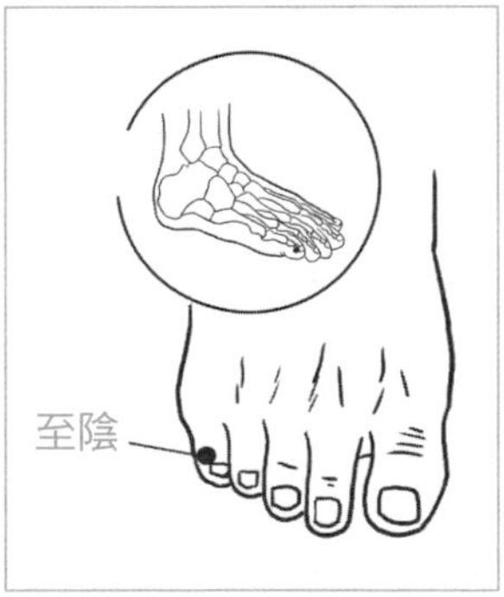

自癒養生最大難題：辨徵狀

當身體感覺不適，或是出現一些異常時，如何分辨這些徵狀是疾病，還是修復器官造成的現象（也就是一般熱愛養生者所說的「瞑眩反應」或「好轉反應」），是「自癒養生法」中最大的難題。

皮膚傷口康復的過程，會出現紅腫、發癢、結疤等異常和不適，這些徵狀都不是疾病，而是康復過程的必然現象。就像皮膚傷口康復過程會出現異常和不適，人體的自癒機制修復體內器官時，同樣會創造出異常和不適。在「自癒養生法」中需要學習的就是如何分辨哪些異常和不適，是身體自癒機制所創造的——也就是要學習從身體的異常和不適，正確理解身體的各種自癒行為。

在這個科技進步的時代，利用儀器檢測來辨別徵狀輔助養生，是目標管理養生法比較特別的部分。經絡儀是問世已久的經絡檢測設備，但是一直沒有理想的解讀技術。我們花了很多年的時間，在許多人身上印證各種檢測結果和身體實際狀況，逐漸形成一套「利用經絡儀觀察人體自癒活動」的系統。**透過經絡檢測，了解當下身體的自癒活動，從而理解身體可能出現的不適，對於不適徵狀可以有合理的解釋。**

理解了身體當天的修復行為後，就能擬定對策。例如，量測出身體在排寒了，這一天就可以多吃些熱性的食物或湯水；量測出身體正在修復胃或小腸，對於當天的食慾不振就不用太在意。知道身體的修復行為，最重要的對策是多休息，早睡，讓身體集中能量，盡快完成修復。

chapter 03

目標管理養生法

「目標管理」是管理學上很重要的概念。

- 訂定一個目標，在工作上追求的方向確定了，於一定的時間內達到目標。
- 透過一個一個訂定的目標，逐步達到企業永續經營的終極目標。
- 訂定一個可以達到的目標，不能訂定一個不切實際，根本無法達到的目標。

養生可以視為對自己健康的管理，自然也可以引用目標管理的概念：**先訂定一個可以做到的目標，然後管理好自己的生活，朝向目標邁進。**

人們在醫院裡檢查出慢性病，總想找到能夠立即去除疾病的方法。然而在現有醫學知識下，這是非常困難的，即便是專科醫師也沒有好的方法可以使慢性病痊癒。

因此，養生的終極目標可以訂定為追求「不受慢性病困擾」或「慢性病痊癒」，但這是一個無法操作的長期目標，必須要在這個長期目標下，再訂定一些短期可以達到的目標。

認知病灶形成原因再訂定目標

研究慢性病形成的過程及原因，可以發現多數慢性病都是病人在生活形態或性格習慣上有某個不當的行為，經過長期累積才逐漸形成疾病。用中醫的術語來說明，生活形態和性格習慣會使氣血能量逐漸下降，也會逐漸強化性格特徵，當氣血能量下降到某一個低水平，或性格特徵強化到非常頑固的狀態，就有機會形成某種慢性病。

如果調養的目標是「去除慢性病」，例如，腫瘤患者以去除腫瘤為目標。一方面沒有專業知識和技術，能夠確保腫瘤的去除，無法訂定出調養的方法和方向；另一方面可能需要很長的時間，如此一來就失去訂定目標的意義。

也就是說，多數慢性病都不是突然出現，而是由於不良的生活習慣或情緒，使身體一天比一天變差，形成一個長期下降的趨勢，最終形成慢性病。因此，調養目標應該創造總體健康不斷上升的趨勢。那麼調養目標的訂定，就是「讓身體的總體健康一天比一天好」。這個目標比去除慢性病簡單許多，而且是每一個人都可以操作成功的。

建立短期化目標，明確任務與對策

要讓今天的狀況比昨天好，只要今天能吃好、拉好、睡好，加上不生氣，今天就會比昨天好。昨天沒死，今天就不會死。明天再做到吃好、拉好、睡好和不生氣，今天沒死，明天也不會死。生命就得以不斷地延續，有機會讓總體健康一天比一天升高，總有一天達到身體自癒機制具備處理病灶能力的總體健康水平，進而使我們的身體回到康復的狀態。

如何做到吃好、拉好、睡好？

首先要定義什麼是「好」？回想每個人兒時的吃、拉、睡，餓了就吃，想拉就拉，想睡倒頭就睡；不開心就哭，開心了就算眼淚還在臉上也能笑。這樣的生活形態就是好的。當然成年人有太多的顧慮和想法，很難做到和兒時一模一樣。但那是理想目標，只要接近那樣的狀態就很好了。兒時的行為是每個人原來的本能，理論上應是每一個人都能做到。

每個人應該檢討的是，我們的吃、睡、拉和情緒，和兒時到底有多大的差異。再想想要如何調整，才能接近幼年狀態。我自己的經驗，在吃和拉方面比較容易做到，但在睡和情緒控制兩個方面就非常困難。

兒時累了倒頭就睡，成人累了可能正在開會或做其他事，不能睡，而一旦錯過那個累出現的時機，再想睡就睡不著了。我的對策是在出現累的感覺，一時不能睡的時候，會盡可能的**閉目深呼吸，用類似打坐調息的方法，讓身體在深呼吸後，打幾個呵欠，恢復能量**。而不是用硬撐來打開肝火，這是許多人用的方法，強忍幾分鐘，精神就來了，這時來的能量就是肝火。

情緒的控制方面，在沒學習中醫以前，面對讓人憤怒的事情，總以為忍一忍，或心裡念句「算了」就沒事了；學了中醫之後，才知道忍下來的怒氣會傷胃，「算了」只是忽略了怒氣，會讓人便秘。因此在明白這些影響後，我處理怒氣的方法，是**更清楚的分析自己發怒的原因是什麼**。結果發現我之所以會發怒，常是因為自己對追求完美的要求太高，或太在意別人的看法，很少是源於事情的本質。多分析一些事件後，愈來愈容易看到事物的本質，就不容易生氣了。

另外，更多的憤怒是發生在家人之間的互動，像這種情況就要和家人坐下來討論對怒氣的處理方式，彼此先取得諒解及建立共識——家人之間，有怒就發，不要忍；有事就吵，不積累怒氣——就不會有積累後的大怒。小怒和小吵不傷身也不傷感情，但每個人的情緒都能有適當的疏泄，是比較健康的方式。

每一個人經常發出憤怒的對象都是少數幾個人，而且多半是家人。因此，**適當的管**

理，建立家庭內情緒疏泄的發怒規則，是情緒管理中最重要的一環。

病因解析：情緒壓力堆積出的生理病灶

有個朋友的肝裡面檢查出血管瘤，問我如何處理。他人看起來很明理而且溫和，因此我問他是否很少和太太吵架？果然如我所料，這就是問題所在。

朋友說他們夫妻很少吵架，但兩個人生活在一起，一定多少會有摩擦。他和太太很年輕，都太在意對方，不會隨意說對方的不是，事事都隱忍下來，怒氣也就逐漸積累，等到有一天忍無可忍時，一點小事就引爆了衝突。這時爆開的不是當天的小事，而是把整年積累下來的怒氣一次爆發，那就成了大怒。雖然沒有「氣到吐血」，卻「氣到肝出血」，就留下了一個血管瘤。

面對這樣的年輕夫妻，我的建議是對於吵架要有新的認識，小吵不過是一種較激烈的溝通方式，不完全是負面的，夫妻之間可以發展出健康的吵架模式：先對吵架有正確的態度，在吵架中口不出惡言，不詛咒對方；吵完要互相道歉，把事情說清楚；吵後的冷戰時間不能太長，最好不要過夜，今天吵架明天道歉。如果夫妻對健康的吵架能有共識，了解「小吵怡情不傷身，大吵傷身也傷情」，就可以平時多小吵，釋放兩人之間互動的壓力，這樣比整年不吵架，一吵架就翻盤好得多。

只要長期都能做到一天比一天好的短期目標，保持氣血能量不斷上升的趨勢，氣血上升到一定水平後，自然能啟動自癒機制，進行各項損傷的修復和垃圾的清除，就算腫瘤也有機會由自癒機制清除。

Part

2

操作篇

・人體的自癒機制

chapter 04

什麼是人體的自癒

大陸的錢學森前副總理在他所著《人體科學與現代科技》一書中，把醫學概括為「四個醫學」領域，即治病的第一醫學、防病的第二醫學、補殘缺的第三醫學，以及提高人體功能的第四醫學。其中人體自癒的能力，是防病的第二醫學核心，在臺灣有另一個比較為人熟知的詞——「自癒」，是人體自行修復各種損傷的一種機能，也是一種現象。

「自癒」是中醫的本質

每一個人成長過程都有皮膚受傷的經驗，在皮膚受傷後，到醫院能夠做的主要是消毒，防止細菌感染。所有皮膚傷口的修復，都是身體自己透過自癒機制修復的。實際上人類至今沒有能夠修復皮膚傷口的藥。

如果皮膚上的傷口只能依賴自癒修復，那麼人體內部器官的損傷，會有修復的藥存在嗎？答案自然是否定的。中醫很早就有「真藥醫假病」的說法，中醫的藥多數不是用來治病，而是用來強化身體總體機能，以提升人體自癒能力為主要用藥目標。可以說，「自癒」是中醫的本質。

身體不適不一定是有病

再回到皮膚傷口的「自癒現象」。皮膚傷口在康復期間，會出現紅腫、發癢、結疤等現象，這些現象都是平時不出現的「異常」，也會讓人覺得「不舒服」。人們經歷過皮膚康復的經驗，就能明白這些「異常和不舒服」，都是自癒必經之路，也可說是人體自癒行為創造出來的結果，沒有人會把這樣的「異常和不舒服」當成疾病來治療。

一如皮膚的自癒會創造異常和不適，當人體內部器官進行自癒時，也可能創造出異常和不適，可是卻沒有任何徵狀被定義為自癒造成的，幾乎身體大多數的異常和不適都被定義成了各種各樣的疾病。可能有**許多被定義為疾病的現象，根本只是身體自癒時創造出來的徵狀，就像皮膚自癒過程的紅腫、發癢和結疤一樣**。例如，過敏性鼻炎可能是身體排寒的現象，痛風水腫則可能是身體排除尿酸結晶的必要措施。

人體的自癒有點像汽車的定期保養。汽車的保養有兩種，一種是故障的修復，另一種是定期保養。定期保養主要是為了降低汽車使用中的故障機會，延長汽車使用壽命。人體自癒機制的運作，目的也在減少器官出現疾病的機會，延長人體的使用壽命。

人體的自癒，會因季節的不同、氣血能量的高低、身體損傷的差異，而有很多種多樣的修復形式。只要身體有充足的能量，人體的自癒行為幾乎每天都在進行著。

大多數的人體自癒不容易被察覺，只有較嚴重的自癒，會讓人產生不適。但是，在現有醫學體系下，多數這類修復造成的不適會被定義為疾病。

不被藥廠綁架，做自己的藥師佛

長期以來，有關人體自癒的研究極少。主要是自癒研究做得愈多，人類愈理解人體自癒，需要藥物的機會愈低，醫藥產業的收益可能會愈少。醫藥產業自然缺乏研究自癒的動機。

自古中醫的藥物是醫生設計的，藥房只提供原材料，所以中醫醫療技術的發展方向主要由醫生掌控；而現代的西醫藥物是藥廠發展出來的，醫生只能依照藥廠的藥物使用說明開立藥方，因此，西醫醫療技術的發展方向是藥廠在掌控。無論中醫師或西醫師，在他們的養成教育中，都有立下醫生以「濟世救人，救死扶傷」為基本道德的誓言。但是控制西醫發展的藥廠，卻沒有這個道德要求，為投資人創造最大利益，是多數藥廠經營的主要方向。

兩種不同掌控者，著眼不同——醫生著眼於如何使病人康復，藥廠著眼於如何創造最大利益。發展出來的醫療技術，性質也完全不同——中醫很自然的走向以自癒為核心的理論體系；西醫則忽略自癒存在，發展出完全依賴藥物和手術的理論體系。

對於自癒體系的理解愈多，會逐漸增強對人體的信心，養生的方向也愈來愈清楚——就是如何透過養生手段，不斷提升人體的自癒能力。人體的自癒系統不斷的修復各個臟腑和器官，隨著臟腑能力的提升，整個人體的效能跟著提升。再透過學習重新定義慢性病，用另一種完全不同的概念，重新理解慢性病，慢性病將不再是那麼遙不可及，也不再是完全不可逆。

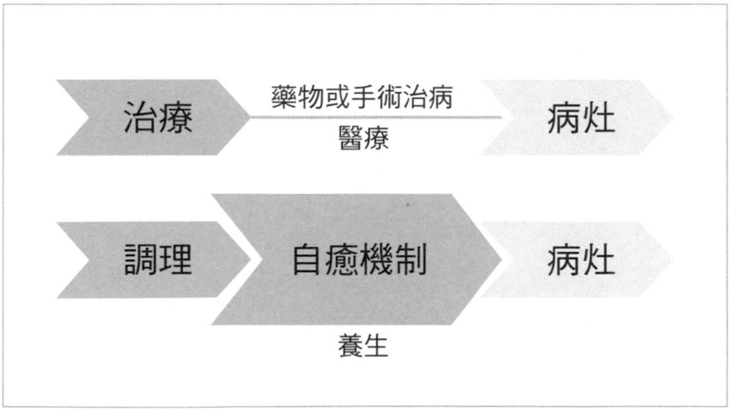

chapter 05

自癒是中醫的核心概念

中醫是從人體設計者視角發展出來的醫學，西醫則是從人體使用者視角所發展出來，以不同視角觀察人體，自然會發展出完全不同概念的醫學。

我年輕時是個控制系統的設計工程師，每次完成新產品設計，都需要寫一本使用手冊。《黃帝內經》是中醫最重要也最古老的一本經典著作，整個中醫理論均根源於這本書，我習慣在讀一本書之前先瀏覽它的目錄，第一次讀《黃帝內經》時，就發現這本書的目錄很像我熟悉的使用手冊。

《黃帝內經》先談我們生活的環境，談四季的變化，接著談到人體的系統。現代醫學也談人體的系統，例如循環系統（或稱心血管系統）、呼吸系統、消化系統、泌尿系統、神經系統……等，有許多個系統，每個系統似乎都獨立存在，互不相關。

中醫的系統只有一個，就是五臟六腑，這個系統不但適用於生理，也適用於心理，更可以擴展到靈魂。也就是同一個系統結構貫穿身心靈三個體系。

另外，《黃帝內經》還談到人體在每個季節應該如何使用身體，如果不依著正確的方法使用，又會產生哪些病症；最終才談到生了病該如何治病。這些章節和使用手冊中的使用環境、系統、使用方法、維修方法非常近似，可以說《黃帝內經》實際上就是一本完整的人體使用手冊。

通常使用手冊是產品設計者寫的，《黃帝內經》之所以這麼近似人體的使用手冊，說明了中醫學的基本概念，是從一個人體設計者視角來觀察身體。相對的，現代醫學是從人體使用者的視角觀察身體。兩種不同的視角，發展出來的醫學自然也完全不同。

當我們面對不能解決的健康問題時，經常模擬自己是人體設計者角度思考問題，往往能找到解決問題的方法。

從中西醫的核心概念談起

西醫以消除徵狀為主，徵狀是疾病的結果。由於西醫認為沒有證據能證明徵狀和病因的關係，因而無法找到真正的原因，只能以消除徵狀為治療的目標，形成「治症不治病，治果不治因」的治病方法。

例如過敏性鼻炎，從徵狀上看是鼻子不停的打噴嚏，「治症」的邏輯認為病在鼻子，是鼻子太敏感，治療的目的在停止打噴嚏，於是降低鼻子的敏感度就成為主要方法。

中醫認為打噴嚏是身體排除寒氣的現象，是自癒行為的反應，其治療的目的在提升人體的能量，讓人體更有效率的排除寒氣，等身體把體內寒氣排乾淨，自然就不再打噴嚏了。

中西醫兩個方法的差異，主要在於對人體能力的假設性判斷。西醫認為人體沒有太強大的自癒能力，將所有身體的異常都歸類為身體出錯了，也就是生病了。所以，看到噴嚏打不停，就認定是鼻子太敏感了，是身體出錯了。

中醫則認為人體有強大的自癒能力，在修復身體損傷或排除垃圾時，可能會創造出異常的現象，讓人不舒服。當人體出現異常或讓人不舒服的現象時，會先假設身體沒有故障，可能正在排除某個問題。因此，先思考身體正在做什麼？——打噴嚏時，身體正在往外噴出液體，顯然是在排除某些物質，而這種情形常在天冷時發生，鼻尖或額頭會出現低溫，所以判斷是身體排除寒氣的現象。

對身體自癒能力強弱的假設性判斷不同，是中西醫面對疾病最大的差異，而這種差異使得治療方向完全不同。西醫的治療追求快速中斷噴嚏徵狀，中醫的治療則在有效的排除寒氣，並指導病人平時注意保暖，減少寒氣入侵創造疾病的機會。

自癒活動會創造許多不適和異常

皮膚的自癒活動是我們一般最常見和熟知的。在皮膚康復過程會出現紅腫、發癢、結疤等不適和異常，長期的經驗讓我們明白這些不適和異常都不是疾病，而是自癒機制修復皮膚傷口的必要過程。

如果皮膚傷口的修復會創造不適和異常，身體其他器官的修復是否也會創造不適和異常？按理答案應該是肯定的，但實際情形並沒有哪個人身體上的不適，被醫生診斷是身體修復某個器官所造成。幾乎所有的身體異常和不適，都被診斷為各種各樣的疾病。

舉例來說，前面提到的打噴嚏、流鼻水的排寒徵狀，通常會被西醫診斷為細菌或病毒感染的鼻炎或感冒；痛風患者排除結石的水腫，是自癒機制修復身體損傷所創造的徵狀，目前卻被定義為痛風發作疾病。此外，大多數的炎症也是身體修復損傷的徵狀。

除了這兩個例子之外，還有許多徵狀都和身體的修復有關。例如，在身體排胃寒時不停打噴嚏後的數天，腳趾縫會從皮膚滲出濕黏的體液，由於那是修復胃之後排出的廢棄組織，富含養分，致使該處原有的細菌快速繁殖，而造成黴菌感染的香港腳。那些濕黏的體液可能是排胃寒後的垃圾循胃經流到腳趾的。

像這類的實例很多，到底有多少自癒的現象被定義成了疾病，則在未來需要一種徵狀、一種徵狀重新檢視，重新定義疾病，才能讓真相呈現。

身體的自癒活動每天都在進行

只要身體有足夠的能量，自癒機制總是會不斷地把潛藏問題一個一個清理乾淨。這種不斷清理內臟的行為，有機會使內臟愈來愈強健、愈年輕，實際上可以稱之為臟腑回春，是最理想的抗老化手段。

身體會一邊不斷地修復能量最低的臟腑，一邊維持五臟的平衡，因此會經常在不同的器官之間進行修復，並且提升器官的能力。

許多臟腑的自癒都會創造讓人不適的現象或異常，往往一方面讓人以為是生病了，另一方面就算知道是自癒造成的，卻不知要到何時才能結束。主要是現代醫學從來沒有身體自癒的概念，讓多數人身上都積累了大量的損傷，同時每天還在持續創造新問題，才會使得這種修復遙遙無期。

因此，了解自己的行為中有哪些行為會不斷創造疾病的因，停止創造因，再調好氣血，讓自癒機制好好修復積累在體內的損傷，才會擁有真正的健康。

chapter 06

自癒機制和免疫系統的差異

過去一百多年，人類製造的產品愈來愈複雜，許多產品的使用壽命也愈來愈長。例如，電腦和汽車幾乎經常都是長時間使用，這是兩個複雜程度比較接近人體結構的人造產品。相較於人體，這兩個產品的壽命短得多，其需要維修的頻率和次數也多很多。人體和人造產品的最大差異，在於人體內部存在著一個功能強大的自癒機制。

自癒是主動機制，免疫系統是被動防禦

自癒機制和醫學上常提到的免疫系統，兩者在本質上有很大的不同——「免疫」這個詞，源自於傳染病的概念，傳染病是外來細菌或病毒攻擊人體，而人體的免疫系統是採被動的防禦；自癒機制則不限於外來細菌或病毒的攻擊，也不是被動的防禦。面對人體

各種不同原因的損傷，如長久使用的耗損或外傷，身體會主動進行修復，甚至更換細胞等。

醫學上與免疫相關的研究很多，但是自癒相關的研究卻非常稀少，人們對自癒也就無從學習和理解。許多醫學研究的成果，均能從藥物銷售回收前期投入的研發成本，並且獲得很大的利益。自癒研究不會創造新藥的需求，甚至可能對在市場上銷售的藥品造成負面影響，顯然不容易有類似新藥的回收機制，藥廠沒有任何誘因進行這類課題的研究，也許這就是長期以來自癒相關研究稀少的真正原因。

皮膚上的傷口所帶來啟示與思考

多數人都有皮膚受傷的經驗，這些經驗有兩個重要的啟示：一、除了防止細菌感染的消毒藥水之外，皮膚傷口幾乎沒有任何可以修復皮膚的藥，所有傷口的修復都是身體自癒機制完成的；二、皮膚傷口康復的過程中，會出現紅腫、發癢、結疤等徵狀，這些徵狀會讓人感到不舒服，也屬於生理上的異常，但它們並不是疾病，而是康復過程必要的現象。

從這兩個皮膚受傷經驗帶來的啟示，也引出了幾個必須仔細思考的問題：

❶如果皮膚的損傷沒有修復皮膚損傷的藥，那麼是否存在能修復身體內部其他器官損傷的藥？

❷如果皮膚損傷的康復過程會出現讓人不適的徵狀或異常，那麼在人體修復內部器官損傷過程中，會不會有類似的現象，也會產生不適的徵狀或異常？

❸從來沒有人在身體不適時，醫生的診斷結果是「身體正在修復某個器官造成的現象，不是病」。可能多數自癒機制修復所創造出來的現象，都被當成了疾病？

❹以消除徵狀為治療目的的手段，如果徵狀是自癒機制創造出來的現象，那麼終止這些現象的治療手段，對付的是疾病？還是自癒機制？

「自癒」的決策就像做汽車定期保養

人體的「自癒」活動需要有許多高智慧的決策機制才能運行。例如，需要衡量身體總體能量的高低，才能決定有多少能量可以調用來做為修復；需要評估每一次的修復會消耗多少能量，當下是否有足夠的能量支應，再決定是否啟動修復。

也需要對身體各個子系統的整體功能進行評估，找出狀況最差的系統進行修復，提升其能力，並同時保持所有子系統能量的平衡……等等，有各式各樣的決策因素需要考慮和決定。

同樣用大家熟悉的汽車保養來比喻，或許比較能理解免疫和自癒的差異——「免疫」就像汽車在行駛中出現故障，這時不進行修復，車就不能開了；「自癒」則像汽車的定期保養，在汽車出廠時就設定好了，走多少公里就必須更換潤滑油或零件。然後檢查車子的各個部位，可能有些損壞並不造成立即不能使用，但是會影響外觀或安全，保養廠就會建議車主進行維修或更換零件。

車子故障了，車主沒有太多決策的空間，想要再開上路就一定要修復。但定期保養就不同了，車主可以考慮的空間較大，包括定期保養的間隔期間、維修里程的長短、外觀損傷的在意程度、某些損傷如不修復可能承擔的風險等，都是車主可以自己決定和調整的。「自癒」的決策就像汽車的定期保養，只是做決策的似乎不是大腦，我們大腦中從來不存在這些知識和技能。

身體主動發起的修復不容易中斷

自癒行為並不需要有外來細菌的攻擊，或先有異常的疾病徵狀才能啟動。身體會依著自己的判斷啟動某些修復活動，而這些修復可能產生的垃圾，有時會從皮膚排出，形成皮膚上的異常。這種由身體主動發起的修復活動，除非身體完成了修復工作，或者降低身體的能量至失去修復能力，否則不會停止。特別是氣血較高且身體比較健康的人，自癒系統啟動的修復很不容易被中斷。

這種情形從免疫的觀點來看，由於沒有外來細菌的入侵，完全是身體自己發起的修復行動，會被認定是身體出錯所產生的異常行為，就像身體的免疫系統正在攻擊自己內部的器官。而修復所排出的垃圾，又形成皮膚上的異常，這類皮膚異常依現代醫學的邏輯被歸類為疾病，也就形成了自體免疫系統攻擊的疾病。這類「疾病」多發於健康水平較高的人身上。

從設計工程師的觀點，要設計一個人體這麼複雜的系統，是人類目前或可預見的未來無法達到的高技術水準。而能設計出這麼高水準的系統，似乎不太可能設計出一個存在「自我攻擊機能」的低級錯誤，因此會做出這種判斷，是大幅低估了人體設計者的技術水平。

現有慢性病醫學只是套了科學外衣

以人體設計者角度思考疾病時，始終要保持正面思考，總是想身體出現這個問題，必定是善意的，可能在解決某個問題造成的，不能輕易斷言是身體出錯了。以人類目前的技術水平，還不具備「發現人體設計錯誤」的能力。

以乾癬為例，乾癬患者排到皮膚上的垃圾以化學品居多，化學品來源可能是過去吃過的化學合成藥。而在治療這種疾病時，又要大量服用這類藥物，過段時間身體會再啟動排除先前吃進去化學藥品的自癒行為，又有新的皮屑產生。就這麼周而復始，這個病始終治不好。

上述的治療手段，很可能是一邊在消除疾病的果，另一邊又在創造疾病的因，消除的方法正好是創造疾病原因的手段，乾癬自然治不好。醫學系統雖然無法治好這些病，卻因此創造了源源不絕的商業機會。也就是雖然不是正確的醫療技術，卻是理想的商業模式，遂行之有年的成為主流醫學。

現代醫學從來沒有著手研究人體的自癒行為，其可能的原因是這類研究不會創造商業利益。因此，在所有慢性病都缺乏痊癒技術的今日，現有的慢性病醫學不配稱之為科學，它不過是一種理想的商業行為，一門穿了科學外衣的生意而已。

chapter 07

人體自癒系統就像電腦的防毒軟體

電腦是最像人體的人造設備，也有疾病（病毒）問題。要消除電腦的病毒，目前幾乎所有人都使用防毒軟體，按一個鍵啟動軟體，即能自動清除所有的病毒。這是人類設計的系統，我始終相信，能夠設計出人體如此完美系統的設計工程師，必定安排了比防毒軟體功能更強大的系統——「人體自癒系統」。

什麼叫做「真藥醫假病」

中醫自古有「真藥醫假病」的說法，在深入研究了人體自癒系統之後，讓我對這句話有更深的理解。中醫大多數的治病手段，在調養氣血能量，使其不斷提升；其次則在調理五臟六腑，使其處於最佳狀態；然後讓人體的自癒能力處於最好的狀態，最終由人體自癒系統修復身體的各種損傷。也就是說，中醫的藥不在治病，而是提升身體的各種能力，然後再由身體的自癒系統治病，這才是「真藥醫假病」的真正意義。

自癒系統修復身體各種損傷

就像防毒軟體能夠去除所有病毒一樣，人體自癒系統也能修復大多數人體的各種損傷。中醫治病，就像電腦使用者利用防毒軟體一樣，重點在調養身體的各項條件，以達到自癒系統能順利啟動的條件，然後啟動自癒系統治病。

但現代醫學治病就不同了。由於現代醫學起步於細菌和抗生素的發現，對於細菌造成的疾病，眼睛所見到細菌就是這類疾病的真正原因，在利用抗生素消除細菌後，疾病就消失了。這樣的經驗中，並不需要自癒系統就能治好疾病，因此就將細菌性疾病的經驗應用到各種疾病的治療，包括慢性病。所以發展出來的慢性病治療方法，完全不利用人體自癒的能力，只利用藥物來治病。

這種眼見為真的治病邏輯，用在細菌性疾病的效果，很難在慢性病複製重現。只因慢性病顯現在外部的徵狀只是結果，其原因遠較細菌性疾病複雜，並且無法用肉眼直接看到。它不像細菌性疾病那麼單純，因和果都能用眼睛看得到。這種不能用眼睛看到原因的慢性病，在當今現代醫學的治療下也就無法治癒。

眼見為真不是慢性病養生王道

細菌性疾病尋求治療藥物的過程，主要是將細菌培養在多個培養皿中，然後在每個培養皿滴入不同的藥劑，找出能殺死細菌的藥。抗生素就是這麼被發現的。而這種「嘗試除錯法」，也是今天各種慢性病藥物發展的主要手段。

在所有研究方向都以眼見為真的取向下，治療以消除徵狀為醫學發展的主要方向。不過這種研究方向，很難發現人體自癒系統存在的意義，也就形成了今天幾乎不利用任何人體自癒能力，完全依賴藥物和手術的現狀。這種完全不追尋疾病原因的研究方向，可能是長期以來眾多慢性病無法發展出痊癒技術的主要原因。

遵循中醫自古以來以人體自癒能力為核心的方向進行研究，發展出一套完全銜接人體自癒系統的養生方法，可能會是一條有機會解決慢性病的道路。從這個方向所發展出來的方法，有可能像使用防毒軟體殺毒一樣簡單，而且許多不同慢性病的解決方案可能都是相同的，就像中醫書中所說的「異病同治」。

chapter 08

終止自癒徵狀的兩個方法

當身體自癒機制創造出來的徵狀被當成疾病時，至少有兩個方法可以消除徵狀：

第一個方法是提升人體總體能量，幫助人體較快的完成修復。一旦修復完成後，徵狀自然就消失了。

第二個方法則是降低人體總體能量，讓人體因能量不足而停止修復工作，徵狀也能因此消失。

在二十世紀初，西方盛行的放血療法，就是典型的第二個方法。放血後，身體自癒機制收到了緊急警報，會停止一切原來的修復工作，先處理流血的問題。而只要修復工作停下來，本來的徵狀自然就消失了。

比較這兩個方法，第一個方法需要提升人體能量，讓身體完成修復，需要的時間較長，而且無法準確預估徵狀消失的時間。反之，降低能量讓身體停止修復，能夠很快終止不適的徵狀，使醫生可以準確預估徵狀消失的時間，以及可能會出現的現象。

長久以來，中醫用的是提升人體能量的方法，但現代醫學由於沒有人體總體能量的概念，僅專注於徵狀的改善和消除。降低人體能量的方法，可以迅速終止徵狀，因而成為大多數徵狀治療的主要治療手段。

從痛風看降低能量治標不治本

以降低能量中斷人體自癒機制的修復，只是一種暫時性措施，當身體能量再度上升後，就會再次啟動相同的修復工作，然後再用藥物中斷修復，周而復始不斷地重複相同的過程。一個本來身體自癒機制能夠克服的徵狀（修復產生的），卻成了一個反覆發作的痼疾，這樣的結果對病人是不利的，但對於醫學產業卻是有利的。

痛風是最容易用來說明這個道理的實例。先不談痛風形成的原因，直接談痛風的徵狀。痛風是在關節中存在著尿酸結晶，當身體出現這種異物時，總是會設法將之排除，但是這種結晶是固體，又存在骨頭關節之間，所以容易引起紅腫熱痛的急性反應。

通常面對疾病時，我總是會回到一個產品設計工程師的角色。面對尿酸結晶，就思考：如果這個身體是我設計的，應該設計出什麼樣的機制，來排除這些關節裡的結晶？

我們的身體除了消化道之外，多數地方是不允許固體流動的，骨關節更不用說。只有把結晶溶化在體液中，才可能透過體液和血液將之運到膀胱，再從小便排出體外。因此，身體排除尿酸結晶第一步，必定是在結晶周圍充水，讓結晶泡在水裡一段時間，才能將結晶溶解在體液中，利用經絡的通道運送出去。

當患處充水時，表面呈現的是水腫。其中的結晶通常四面呈銳角狀，四周充滿了水會使其浮動，這時如果仍然在走動，很容易刮傷周圍的組織，就出現發炎的紅腫狀態，並且異常疼痛。這些徵狀，很容易被定義成發炎（即痛風發作），此時治療的對策在於如何盡快消炎消腫。

早期沒有特效藥，患者此時只能待在家裡，盡量保持不動，等待患處自己消腫。一般來說，五天至一星期就會自動消腫，徵狀消失，結晶被身體排出去——並不是全部排出去，只排了一部分。如果患者不改變生活習慣，還會創造新的結晶，也就是未來可能會再復發。只是那個年代兩次發作之間不會太近，總是會隔幾個月或幾年再發作。

後來醫界出現了特效藥（秋水仙素），可快速消除痛風的水腫，達到消除徵狀及止痛的目的，因此通常患者出現水腫立即吃藥，數小時後即能看到消炎及去除水腫的療效。然而水腫是身體自癒機制為了排除結晶創造出來的現象，身體本來的計畫是維持水腫五至七天，把尿酸結晶溶解於體液之中，再排出體外，現在才幾個小時水就被排出去，而結晶卻留了下來。

身體不會因為一次的失敗，就停止排除結晶的行動，幾天之後，身體積累了足夠的能量，將會再度嘗試排除結晶，就又創造出水腫，患者再用藥將水排除……如此周而復始，不斷地進行下去，藥物成為患者的常用藥，結晶一天一天的變大，最終也只能開刀去除。

痛風結晶排除實例

一個患有痛風的朋友，長期使用秋水仙素，結果在右腳大姆趾上長出一個厚約十五公釐的尿酸結晶。我建議他使用一種強力抗氧化劑來啟動身體的自癒機制，並在事前告知這個方法可能會很快觸發他的痛風徵狀。結果他大量使用抗氧化劑保健品的第一天，患處就出現水腫。這時我又建議他盡量不要動他的右腳，免得結晶割傷周圍組織，造成發炎。他在家待了五天，每天仍然繼續大量使用抗氧化劑——使用抗氧化劑的目的在持續保持身體在較高的能量狀態，讓自癒機制能順利進行。

五天之後，水腫消退，我仍然建議他繼續相同的方法。結果他的水腫以每五天一個週期的速度，在水腫和消腫之間不斷變化。進行到第二個循環結束時，他就發現腳上的結晶似乎變小了。一個半月之後，經過了七個循環，結晶大部分消失，他又能穿上球鞋去打籃球了。

這個實例說明水腫確實是身體排除結晶的必要過程，是身體自癒機制蓄意創造出來的現象，不是疾病。

以藥物消除水腫的治療手段，實際上只是中斷身體自癒機制的修復工作。消除徵狀讓人舒服了，但是尿酸結晶卻留了下來，可能使後續的狀況更嚴重，並沒有真正解決問題。就像家裡牆面上出現漏水的痕跡，不去找出漏水的根源，堵住漏水，只在牆上再塗一層新漆，暫時保持了牆壁的正常，過兩天漏水的痕跡會再顯露出來。

中斷自癒行為是錯誤的開始

痛風的實例，說明醫療行為以消除異常或讓人不適的徵狀為主，很容易發展出以中斷自癒行為為目標的醫療方向。

治錯了方向，是慢性病總是治不好的真正原因。而其根本原因出在疾病的定義上，錯把自癒機制所創造出來的徵狀當成疾病。因此，發展慢性病痊癒技術，必須回到疾病的定義，重新正確的定義疾病。

痛風是一個比較容易用來解說的例子，其他多數以消除徵狀為治療目標的疾病，也是以中斷自癒行為為目標。例如感冒徵狀多數為身體排寒的徵狀，治療感冒的目標如果是消除徵狀，自然是以中斷身體排寒為目標，其結果一如痛風的徵狀消失，留下了尿酸結晶，治療感冒的結果則是讓徵狀消失，寒氣垃圾卻留了下來。

自癒機制是上帝提供給人們的禮物，我們不但很少使用它，還經常用各種藥物干擾它的工作。**養生要學習的，就是更好的理解人體自癒機制，不但不干擾它的工作，更要提供它必要的輔助，協助它排除不必要的阻礙，加強它的能量，讓它能充分發揮效用。**

chapter 09

人體「全修復」狀態的實例

人體的自癒能力，是長期以來醫界忽略的人體重要能力。皮膚受傷是多數人都有的經驗，但是大多數人在塗藥時都沒想過，所有的藥都只是在防止皮膚受到感染，是殺菌的藥。

人類至今沒有修復皮膚的藥，所有皮膚傷口的修復，都是身體自己做的。如果這麼簡單的皮膚傷口都沒有藥可以修復，那麼更複雜的體內器官受損，會有藥嗎？

從啟動自癒能力到提升自癒的效果

今天醫學上很少應用「人體的自癒能力」，只延續皮膚傷口的康復經驗，利用它來恢復手術的傷口。從來沒有認真的研究，人體自癒能力是不是有能力修復更複雜的人體損傷？這是一個我很想理清楚的課題。

中醫很早就有一句話，叫做「真藥醫假病」，說明的就是沒有藥能真的修復身體，中醫的藥大多數在提升身體的能力，再由身體自己修復損傷。中醫治病的方法主要有「扶正」和「祛邪」，兩者都在提升人體的能量水平和臟腑效能，最終的目的在於提升人體的自癒能力，再由自癒能力去除疾病。

我研究人體自癒能力很多年，也把經絡儀發展成為可以用來觀察人體自癒活動的工具。當然也做了許多的個案實驗。受限於法律的規定，這些實驗不像醫院中的做法，沒有真正的醫療行為，只是建議想要改善健康的朋友（包括自己和家人），利用作息和飲食的調整，啟動身體的自癒能力，進行更專注的內臟修復，然後觀察並利用經絡儀記錄其過程和最終結果的變化。

隨著研究的不斷深入，對於人體自癒能力有愈來愈多的理解，而利用它解決的問題也愈來愈多。從我自己的掉髮，到親朋好友的各種慢性病；從一開始只有按摩輔助，到現在可以利用氣束能和小分子的營養補充品，不斷地加快調理速度，也不斷提升自癒的效果。

「人體自癒」這個課題很難在網絡上找到相關論文，醫學界很少做這方面的研究。也許慢性病的克服，需要從這方面的研究著手，才有機會找到真正的解決方案。

接下來的章節，主要述說同一個案例。這個案例很特別，是利用自癒手段改善心臟疾病的實例。

孩子夏天賴床，可能是心臟自癒的現象

我們曾經從兒童賴床的例子中，發現兒童夏天的賴床，多半和心臟的修復有關。這樣的兒童多半會出現心火較盛、舌尖偏紅的徵狀。但夏天過後，舌尖的紅就退去了，晨間也不再賴床。而這些孩子有的曾經在夏天中暑昏倒，從一些例子推測，他們的身體可能在夏天啟動了心臟修復，修復的時間可能在晨間五至七點，因心臟修復佔用了太大的能量，雖然經過一夜的睡眠，人仍然非常疲累，導致晨間起不了床。

因此，建議父母在夏天發現兒童晨間賴床，先不要懷疑孩子懶惰，應先想孩子可能處於自癒機制修復心臟的狀態。如果在暑假期間，就讓孩子睡到自然醒，有時孩子會睡到中午才起床。

如果孩子能有充足的睡眠，身體能順利的進行修復工作，通常一兩個暑假就能完成修復。心臟完成了修復，夏天孩子自然不會再賴床，舌尖也不會總是紅紅的。而孩子的這種心臟修復工作，很可能避免了中年之後一場可怕的心臟疾病。

清除補牙銀粉對心臟的影響

一個朋友出現心臟的問題，去年她有段時間無法在氣溫攝氏三十度以上出門，每次只要一出門，心臟就出狀況，整個人連站起來都困難。於是我提供一支氣束能借給她使用，把氣束能接上行動電源，開啟後對準膻中穴，可立即緩解她在高溫下的不適。結果出現奇怪的景象，她走路時必須用一支氣束能對著膻中穴，才能站立。她只好在移動時將氣束能裝在胸前背包中；在公司則在桌上放個紙盒，裡面的氣束能對準膻中穴，這樣她才能維持正常生活和工作。

但由於整天使用氣束能，使她的身體發生了變化，造成上排第一臼齒有部分補牙的銀粉脫落，不小心被她吞下肚。她嚇壞了，趕緊找牙醫把剩下的銀粉全數清除。結果奇跡出現！當銀粉清除的那一秒，她心臟的不適立即戲劇性的完全消失，不需要氣束能也可以勉強在高溫下適當活動（但太高的氣溫還是很不舒服）。仔細分析後，才知道她問題的真正原因和牙齒中的銀粉有關。

在此之前，我一直懷疑她的心臟應該有心肌炎和二尖瓣問題。其中的二尖瓣問題是心臟科醫師確診的，而上排第一臼齒和心臟有關。

這位朋友因為心臟問題，造成左右兩顆第一臼齒很早就有蛀牙。早期的蛀牙都是補銀粉改善，她也不例外。後來朋友的牙醫建議她把銀粉清除，因為新的科學研究認為銀粉可能造成重金屬汙染，老年有可能引發某些嚴重疾病。但牙醫擔心清除銀粉產生的粉塵，身體無法承受過多，建議她分兩次清除，一個月清除一邊。她就依牙醫建議清除了一邊的銀粉。當時似乎不是很熱的夏天，清完並沒有什麼問題。但沒多久氣溫升高，就出現前面所說的狀況，卻沒想到她的心臟問題和銀粉的清除有關。

直到她另一邊的銀粉脫落，以及清除之後徵狀消失，終於明白清除單邊的銀粉造成左右失衡，才出現那麼嚴重的徵狀——她本來就有心臟的問題，單邊銀粉似乎放大了心臟不適的徵狀。後來朋友把我們的推論告知牙醫，他才知道會有這種事情。牙醫同時有另一個病人遇到同樣問題，那個病人沒有我的氣束能，只能長期臥床，根本查不出是什麼病。當然，牙醫趕緊幫那個病人清除另一邊銀粉，解決了問題。

這次的事件讓牙醫學到了一課，原來**某些牙齒如果兩側都有問題，可能和其相對應的器官有關**。如果其中填了銀粉，千萬不能分別處理，必須一次同時把兩側清乾淨。至於清除時的汙染，以及身體承受能力的考慮，則是另一個牙醫必須解決的問題。

成人氣血能量比兒童低，多數情形是身體沒有足夠的氣血能量，可以啟動心臟的修復。因此，很少出現類似兒童心臟修復的夏天晨間賴床，只有生活作息良好的成年人，仍有機會啟動心臟的修復。

我們在十多年前做過一次疑似心肌炎患者的自癒過程。當時我們指導她調養了三年多的朋友，氣血能量已經相當高，臉部氣色是白裡透紅。她有一個比較大的困擾，就是夏天晨間起不了床。她告訴我們，年輕時曾經嚴重中暑昏倒，於是我們判斷她疑似有心肌炎或心臟其他的疾病。

我們建議她「二十四小時睡」，早上就算醒了也不要起床。前三天她很難睡著，昏昏沉沉的；到了第四天，全身無力，連手臂都抬不起來，近乎全身癱瘓，開始正式的「二十四小時睡」。由於她及家人和我們有多年調養的經驗，對我們有很高的信任，面對這樣近乎癱瘓的狀況，並沒有太大的驚慌。

由於心臟的損傷，對身體內部的自癒系統而言，排在最優先需要修復的損傷，所以只要氣血能量足夠，就會在夏天啟動心臟的修復。但是身體內部的自癒系統，因應她每天的行程，早晨七點就自動停止修復，讓她可以隨後做自己想做的事。

連續三天都不起床，自癒系統認定她不需要起床，就持續進行修復工作。這種狀況**身體停止了大多數的行為，也停止了各種能量消耗，集中全身能量做單一臟腑的修復。**

我將這種現象定義為「全修復」狀態。

心臟的「全修復」佔用身體大量血液，使她連抬手都沒力氣，這就是前三天要求她二十四小時睡的主因——誘發身體進入「全修復」狀態。而進入「全修復」狀態後，就真的二十四小時睡了，吃飯和大小便都需要別人攙扶。

在她進入全修復狀態後，我們派人每天幫她做兩三小時的全身經絡按摩，讓臟腑保持在最好的狀態，也避免長期臥床造成其他問題。她吃飯和大小便都要人幫忙，昏睡一共持續了十四天，第十五天清晨她自動醒來，整個人神清氣爽，從此夏天不再賴床。

我們猜測她的自癒系統把心臟的損傷修復了，但至於修復到什麼程度，在目前的檢測技術下還無法精確評估。

chapter 10

人體「全修復」狀態實例追蹤

前文提到那位經歷銀粉事件的朋友，在那次事件後，深感她心臟的問題長期下來是個威脅，很擔心未來十年可能會出現更大的心臟問題，尤其憂慮可能身陷心肌梗塞的危機。因此，希望有機會徹底解決。她在牙齒問題解決之後，處於高溫環境中（攝氏三十三度以上）還是很不舒服，隨時有可能昏倒。

而從以前的心臟自癒經驗，我們知道如何能真正讓身體啟動心臟的「全修復」。當時我們沒有什麼工具，只有按摩手段；現在我們有一些外在的輔助手段，如按摩床、氣束能及一些營養補充品，能夠加快這種自癒過程。

她了解我的這些經驗，決定用這方法來降低她心臟問題可能造成的損傷，於是開始積極準備，第一件事就是天天早睡養氣血，提升人體總體能量。她本來氣色就不差，一年下來到了臉色白裡透紅的水平——目前我們缺乏量測氣血的手段，觀察氣色成了最重要的評估氣血能量方法。

我估計她的氣血水平，到夏天身體應該會啟動心臟的自癒。果然在二〇一八年五月五日，立夏那天她早上就起不來了。我不是醫生，能做的事不多，只能將我們的經驗提供她參考，由她自己決定何時啟動，整個過程都在她家中進行，我們只在過程中提供她必要的幫助。

能量輔助的心臟自癒

十多年前的那次經驗，我們沒有太多輔助手段，那個朋友前後昏睡了十四天。這次我們準備比較充分，條件也好些，因此我建議她：

一、服用小分子胺基酸做為營養補充品；

二、整天使用氣束能進行能量補充。

前者滋陰，後者補陽，充分提供她自癒所需要的能量。小分子胺基酸能夠供給身體所需養分，可以被完全吸收，不會產生大便，對於她可能出現的全身無力狀態，會比較方便。以這些手段提供身體額外的能量，目的是期望能縮短修復時間。但這次這位朋友問題比較多，可能有二尖瓣和心肌炎的問題。

觀察一：從心臟自癒活動到大腸的自癒活動

我期望在十天內能完成自癒活動，實際情形並不能準確預估康復所需時間。在連續睡了三天之後，雖然沒有像過去出現完全癱瘓的現象，卻出現全身無力，需要人攙扶的狀況，並且左手完全失去控制——估計已經開始全天修復的狀況。

在第四天和第五天，全身昏昏沉沉的睡，就像過去那次經驗一樣的昏睡。但兩天後就清醒了。估計只有這兩天是心臟的自癒活動。接下來則是大腸的自癒活動，形成上下唇脫皮的現象，這種現象依過去經驗判斷是大腸自癒活動造成的現象。大腸自癒活動持續了三天。

在大腸自癒過程中，有一段時間，瞬間感受到左側肩後有一股熱流流進左手，充滿了左手。過幾分鐘後，左手的無力感就消失了，慢慢恢復了左手的行動能力。在這次調理之前，左手就明顯比較沒有力氣，似乎大腸的修復不需要動用到全身能量，只有心臟修復會需要用到全身的能量。

觀察二：從提升腎氣到清除情緒垃圾

結束了三天大腸自癒活動，接下她沒來由地充滿強烈的怒氣，而且怒氣強度不斷上升。本來氣束能做的是提升氣場能量的調理，這時候只好調整為排除情緒垃圾的調理。

調整後，怒氣強度受到了控制，不再上升。這時她很清醒，但兩腿明顯沒有力氣，有點像修復心臟時左手的狀況，但是沒有到完全失去控制。

排除情緒垃圾的氣束能調理，有機會減輕情緒慣性。有些人在做了這種調理後，會明顯感受到愉悅感，心情特別好；多數人則是有一種輕鬆的感覺。

本來是提升腎氣的調理，當身體結束了大腸自癒活動之後，原本潛伏的情緒垃圾逐漸被激起，在體內四處流竄，愈來愈多，因而感到怒氣不斷升高，自癒系統於是啟動了排除情緒垃圾的動作。

改為排除情緒垃圾的調理後，將這些被激起的情緒垃圾引導流入經絡，再順著經絡流入膀胱，混入尿液排出體外——由於情緒垃圾的清除，使得怒氣受到了控制。這個現象持續了五天，似乎她身上積存的怒氣實在太多了，真不知如果沒有清出來，日後會出什麼問題。

這些大腸自癒和情緒垃圾的清除，都是事前沒有預料到的。我們當前的知識，並不知道這種方法，身體會如何決策什麼時候要做什麼。我們能夠做的，就是**不斷觀察身體正在做什麼，在適當的時候把氣束能調整在適當的位置上，不停的提升身體自癒所需要的能量。**

事後我才知道，她長期在壓抑及憤怒中成長，身體積存了大量怒氣的情緒垃圾。當身體在排除情緒垃圾時，整個人會出現和情緒垃圾相同性質的情緒。因此，那五天她的情緒處於暴怒的狀態，沒有原因，就是生氣，自己都覺得莫名其妙的情緒。

輔助自癒過程的經驗收穫

推測身體自癒系統的決策模式，應該是修復當下對生命威脅最大的問題。從她修復的過程中，可以理解身體內部的評估，心臟、大腸和情緒垃圾的排除，是當下對她生命最大的威脅。

在過程中只服用小分子胺基酸，由於缺乏澱粉，經常處於低血糖的飢餓狀態。後來我建議用薑茶來補充糖，才大幅改善。所以，下次可以服用小分子胺基酸和薑茶，就不需要經歷這種飢餓了。

對我而言這是全新的經驗和收穫，原來這方法不只是用來修復心臟，也可以清除身體其他臟腑的垃圾，修復其他臟腑的損傷。

能量輔助，可能是人體自癒的極致手段，充分利用人體的自癒能力，修復心臟的損傷。同樣的方法也許可以用來對付各種不易修復的臟腑損傷。

總結這次的修復：前面三天的睡眠，作用在啟動這種全修復狀態；接下來的兩天，修復心臟；三天修復大腸；五天清除肝膽濁氣。一共睡了十三天，到第十四天完全清醒，再用四天恢復正常飲食，前後總共是十七天。

啟動「全修復」調理前後的改變

調理結束後一星期，我問她改變的狀況，她說心臟和情緒都有很大的改善。

最早她無法在氣溫攝氏三十度以上的天氣活動，在清除了牙齒的銀粉後，則提升到三十三度。現在處於氣溫三十八度以下也沒有任何不適。

對於大腸的自癒和情緒垃圾的排泄，是事前沒有料到的變化。原來她多年前曾經得過盲腸炎，醫生用藥物壓抑了盲腸炎的發作，使其從急性轉為慢性。長期以來，只要稍微按壓盲腸部位，都會有明顯的痛感。經過了這次三天的大腸自癒，她用力壓盲腸，不再出現痛感，似乎慢性盲腸炎也被修復了。

最特別的是過程中情緒垃圾的排泄，結果好得出奇。以前她母親和她說話，她會立刻連結到幼年時期的不愉快，馬上出現暴怒的情緒，必須用很大的毅力才能將情緒壓抑下來，是她長期以來最大的痛苦。現在母親說同樣的話，她已沒有任何連結，也沒有憤怒的情緒，可以在很平和的情緒下和母親對話。也許那五天的憤怒情緒，真的清除了她積存四十年的怒氣垃圾，也消除了她長期積壓下來的情緒慣性。這個部分，在我們當前的技術手段是無法確認的。

在整個調理結束後，大約有半年時間，在她的胸部左上方和中央上方處，皮膚不斷地出現紅疹。疹子的發作是一層層的，從靠近心臟的上方開始，出現一條帶狀的疹子；消除了之後，在原來疹子的上方，又會冒出第二條帶狀疹子；就這麼一層層的出現，再消失，直到頸部下方才結束。整個出疹的過程大約持續半年。

猜測這些疹子出現的原因，是由於心臟長期的病變，導致周圍組織也受到影響，因而在那些部位積存了大量的垃圾。當心臟問題得到改善後，身體才有能力清除這些積存的垃圾。

這個案例雖然解決了夏天的問題，但到冬天氣溫太低時，心臟部位仍有不適。她必須在膻中穴、內關穴和崑崙穴上貼五個磁鐵，才會感到舒服。估計她心臟的問題仍未完全解決，也許來年夏天還需要進行第二次相同的調理。

Part

3

定義篇

・

疾病的因和果

chapter 11

探究真正原因才能根治疾病

現代醫學是一門實證科學，「眼見為真」是最重要的原則，其對於疾病的定義也是如此。

如圖一，現代醫學是以眼見的身體異常和不適來定義疾病。而從中醫的觀點，這些異常是結果，不是原因。「治因不治果」是中醫非常重要的原則，如果找不到原因，是無法開處方的。

因此，中醫有「辨證論治」的診斷程序，必須就看到的各種人體資訊，進行推理，找出看不到卻是可能的疾病原因。每一個中醫師在累積了一段時間的經驗後，腦子裡都有一具自己的人體模型，做為推理的根據。

圖二是我自己建立的人體模型。這個模型的核心，認為身體內部存在一個功能強大的自癒系統，能夠修復人體各種損傷。

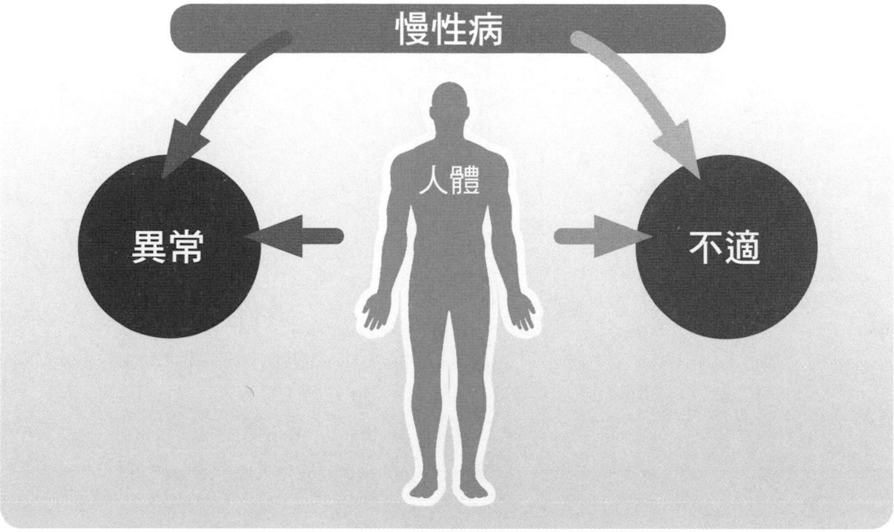

圖一：現代醫學直接將身體的不適和異常定義成慢性病。

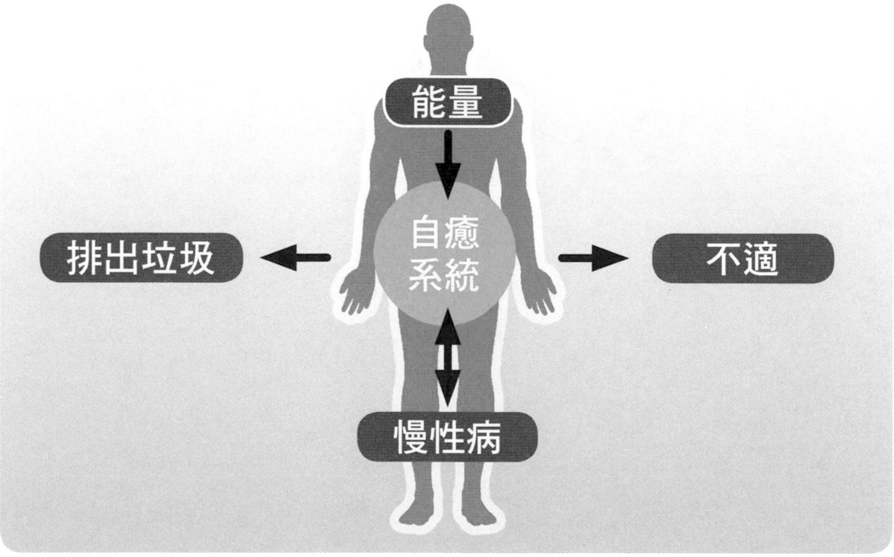

圖二：養生時透過推理，假設體內存在一個功能強大的自癒系統，多數徵狀是自癒機制修復過程中創造出來的結果。

推理定出慢性病最終病因

以前面提過的過敏性鼻炎為例，圖中的「慢性病」是身體長期存在體內的寒氣；自癒系統排除寒氣時，產生了液態的垃圾「鼻水」，即是圖中的「異常」；然後用打噴嚏的方式把寒氣噴出去，「打噴嚏」的動作即是圖中的「不適」。也就是說，異常和不適都是身體排寒氣的結果，病的根源是「寒氣」。

寒氣是從異常和不適推理出來的第一層病因，但並不是最終的病因，還需要進一步推理，找出寒氣哪裡來的。**最終的病因，通常和病人的行為有直接相關。寒氣的來源最多的是天冷時穿得不夠，以及對於感冒的處理不當**。這就是病人行為上的缺失。只有推理到這個層次，才算是找到最終的病因。

如何除去造成疾病的原因

找到真正的病因後，調理去病的方法也就自然呈現，只要把那些造成疾病的原因去除就行了。比如過敏性鼻炎的病因，不外是天冷時穿少了，或是感冒處理不當。衣服穿得不夠，是寒氣進入身體的原始原因；而感冒則是身體自己排除寒氣的行為，卻常被當成疾病阻止了。大多數治療感冒的方法都在消除徵狀，實際上卻是中斷了人體排除寒氣的動作。

先談去除原始病因，也就是如何**停止讓寒氣進入身體**。

這是一個看似簡單的問題，實際上卻有一些背後因素需要說明。首先要說明的是，人體在不同季節有不同的能量分配模式。冬天，身體會調用大量血液進行抗寒。

我們從經絡儀的檢測資料中可以發現，當寒流來襲時，每一個人的經絡狀況都大致相同，身體處於「肺熱」和「肝熱」兩種狀態——「肺熱」是身體集中大量氣血能量在肺部，防止呼吸時冷空氣造成肺的損傷；而「肝熱」則讓身體表面分布了較多的氣血能量，增加身體總體的抗寒能力。

這時由於抗寒消耗了大量的能量，身體能夠調用來進行自癒的能量很少，多數身體的損傷只要能暫時擱置的，就會先擱置不處理。

雖然身體處於良好的抗寒狀態，但是寒氣仍然可能因穿得不夠保暖而侵入身體。此時身體由於沒有多餘能量清除這些寒氣，會以某種特殊的形式，將寒氣儲存在身體內部，等到春天或夏天氣溫回升，身體有較多可調用能量時再處理，而那可能是三至六個月之後的事了。

身體的這種操作很容易造成人們的誤會。許多人會因為衣服穿少了，一時沒有出現感冒徵狀，而誤為自己足夠強壯，可以應付這種低溫的狀況。殊不知受寒和寒氣排出徵狀，可能會間隔幾個月，因而整個冬天都穿少了，讓身體積存大量的寒氣。

這是大多數人身上積存了大量寒氣的主要原因。許多重病患者在調理的過程中，多數時間都在排除寒氣，寒氣的垃圾會積存在身體許多部位，形成各種各樣的疾病。

談論到這裡，有幾個中醫特有的概念必須說明：

第一個概念是身體會因應季節有不同的能量配置。冬天需要調用能量保溫，實際上秋天和春天也會調用部分能量保溫。只有夏天的時候，身體才會把所有保溫的能量釋放出來。所以，夏天身體擁有最大量的能量，可調用來做自癒，多數人體的自癒工作也都在夏天進行。

第二個概念是寒氣是可以儲存的。在身體能量不足以排除寒氣時，將之儲存，等身體有能力排除時，再啟動排寒氣的動作排除寒氣。因此感冒所排的寒氣，有時不是近期進入身體，可能是數月或數年之前進入身體的。

第三個概念是人們的行為創造了疾病的因。身體會積存大量寒氣，往往是病人天冷時沒穿暖，讓寒氣侵入身體，因而創造了病因。

第四個概念是表面上的徵狀是結果，不是原因。中醫稱這種結果為「症」，推理找到的病因，才是真正的「病」，因此，中醫有「治因不治果，治病不治症」的基本原則，這也是中國人常說「頭痛醫頭，腳痛醫腳是庸醫」的由來。頭痛和腳痛都是徵狀，是結果。好的醫生不會直接治頭或腳，必須先分析推理，找出真正的病因，才能治病。

以打噴嚏為例，雖然從表象看徵狀在鼻子，但根據經驗推理，病根本不在鼻子，調養的重點也從來都不是鼻子，真正的原因可能是天涼時穿得不夠保暖。對治方法自然是在天涼時加強保暖，加上每次打噴嚏，喝點薑茶或桂圓紅棗茶之類的熱湯劑，提升身體排寒的能力，讓身體徹底將寒氣排出。

第五個概念是去除疾病的方法，也就是停止創造疾病的因，以及利用身體自癒系統排除已經進入人體的病因。等病因都排除後，病自然就好了。在皮膚傷口康復例子中，皮膚受傷後，醫生能塗的藥只有防止感染的，沒有修復皮膚的藥。同樣的，人體內部的損傷也沒有真正能修復的藥，醫生用的藥多數只是防止細菌感染，所有修復都是自癒機制讓身體自己修復的。

從過敏性鼻炎的實例，清楚說明慢性病養生的第一步，就是「重新定義疾病」。定義中必須包含疾病的原因，而定義了原因，調養的方向也就自然呈現。

chapter 12

健康的人容易生病？

很早就發現一個現象，比較幼童和老人，幼童經常出現感冒或腹瀉的徵狀，老人卻很少有這類徵狀。從徵狀看來，幼童比老人容易感冒和腹瀉，也就是「幼童比老人容易生病」。但我們的常識裡，年輕人比老人健康，「幼童自然也比老人健康」。

把「幼童比老人健康」、「幼童比老人容易生病」兩句話放在一起，可以得出一個明顯矛盾的結論：「健康的人容易生病」。這樣的結論，顯然不符合我們的常識，卻又事實存在。

比較合理的解釋是，這些徵狀並不代表生病，常出現這些徵狀的人也不一定就比較不健康。我常舉腹瀉例子說明身體的運行模式：

八個人一起吃飯，飯後有七個人腹瀉，一個人沒事。這個沒事的人比較健康，還是比較不健康？

吃到不潔的食物，身體最好的策略是將這些髒東西盡快排出體外。假設我是人體的設計者，應該設計什麼樣的機制來啟動腹瀉？其實很簡單，只要把外來的食物和體內的環境相比，如果外來的食物太髒，就啟動腹瀉把這些東西排出去。

那個不腹瀉的人，可能體內環境遠較吃進來的髒東西更糟，身體才沒有啟動腹瀉的機制。原來不腹瀉的人是群體中健康最差的人。

自癒徵狀看似病卻不是病

前面例子中的腹瀉，是身體的異常行為，很像是生病了。其實它是身體的自我保護或自癒的行為，不是疾病。同樣的，那些幼童的感冒和腹瀉，可能和這個例子中的腹瀉一樣，是身體自癒行為所創造出來的徵狀。

幼童的身體是新的，自癒能力比老人強，只要身體有任何異常，就啟動自癒機制排除；而老人的身體舊了，自癒能力弱，內部環境也遠比幼童髒，許多問題根本沒能力處理。幼童的自癒活動頻繁，自癒創造的徵狀比較多，看起來就比老人更常生病。

從老人和幼童的比較，以及腹瀉的例子，說明對於徵狀和疾病的定義，中醫和西醫可能存在著不同的理解。當前大多數慢性病都沒有痊癒技術，很可能問題就出在疾病的定義。

在管理學中，企業幹部工作最重要的兩個原則：

第一個是做對的事（Do the right thing.）；

第二個是把對的事做好（Do the things right.）。

在學習中醫養生的過程，很自然的找對的事做，發現現代醫學是極少數不依這個原則做事的。看到徵狀就治，目標在於阻止徵狀的出現。不管徵狀出現是好事還是壞事，終止異常和不適的徵狀，是大多數醫生努力的目標。

在腹瀉的例子中，那些出現腹瀉的人可能是正常而且健康的，反而那個不會腹瀉的人才是需要治療的對象。也就是說，常感冒和腹瀉的幼童是比較健康的，需要積極改善的，是那些很少或從來不感冒和腹瀉的老人。

但實際上醫學體系的做法卻是相反的。許多治病方法違反了管理學中「做對的事」的原則，所做的許多事可能都只是「把錯的事做好」。**慢性病痊癒技術的研究，可能需要重新定義每一個慢性病，找到對的事，是第一步。**

chapter 13

慢性病醫學存在的假設

現代醫學以疾病的表象定義疾病，這種做法很自然的把大多數身體的「不適」或「異常」都定義成了疾病。這個邏輯背後存在一系列的假設：

- 身體是很容易犯錯的；
- 身體的智慧是低下的、有限的；
- 身體沒有太高的自癒能力；
- 身體的自癒行為不會產生身體不適的現象，也不會產生異常。

只有在這些假設基礎下，才會把所有的身體「不適」和「異常」全數定義成疾病。這些假設從來沒有被討論或驗證過，甚至也沒有以文字形式出現在任何醫學的書籍或論文中，直接想當然耳的將之視為真理。

我們一條一條的來檢視這些假設：

假設一：身體是很容易犯錯的

在設計工程師的眼裡，人體的設計水準遠比人類自己設計的電腦或任何設備高明得多。今天的電腦都不是很容易犯錯，如果沒有外來病毒的入侵，一部電腦是很不容易出現故障的。設計得遠比電腦高明的人體，當然更不會「很容易犯錯」。

假設二：身體的智慧是低下的、有限的

觀察人體自癒活動時，發現身體有一定的決策機制，決定每一天身體維修哪一個器官。這種決策，實際上非常複雜，必須考慮有沒有足夠的能量可以完成工作？還要考慮當下哪個器官最需要維修？維修後某個臟腑的能力提升了，五臟的平衡會不會被破壞？如何提升個別臟腑的能力，同時還能維持五臟的平衡？

這些決策需要有極高的智慧，方能做到如身體現況般完美。

除了修復前的決策之外，修復過程中，還必須從人體內部取得修復的材料，針對損傷做最完美的修復。修復結束後，還要將廢棄的組織溶化於體液之中，利用體液或血液將之運走，最終排出體外。有時還必須開闢特殊通道來運輸這些修復後產生的垃圾。

這些工作複雜程度極高，不像人體的反射動作那麼簡單。而這些工作的知識並不存在於我們的意識之中，我們的大腦對它一無所知。顯然身體內部存在著我們還不理解的

智慧系統，擔負著這些需要極高智慧的工作。因此，「身體沒有智慧」的假設顯然是不成立的。

假設三：身體沒有太高的自癒能力

皮膚傷口和骨折創傷的自癒，是人們所熟知的兩種人體自癒能力。其中皮膚傷口的自癒，如果人體氣血能力較高，如孩童，一般自癒後傷口幾乎不會留下疤痕。骨折創傷的自癒，則不但能接合斷骨，還能比原來更粗壯。

這兩種傷口的自癒能力都是為人熟知的，我們卻無法從技術上理解修復的機理如何進行？也不知是哪個器官主導修復工作？由於醫學體系很少做人體自癒機理的研究，人類對於人體自癒行為和機理的理解極少。但就算人類對人體自癒機理是無知的，人體的自癒機制仍然每天正常運行著。

人體是一具每天二十四小時不停使用，為期數十年，甚至百年，使用壽命遠高於任何人造的複雜設備和系統。觀察人造的系統如汽車，必定經常做定期保養，其使用壽命才能維持數年乃至數十年。同樣的，如果沒有自癒機制經常修復身體的各種損傷，人體不可能利用極少的維修，而達到數十年甚至百年的使用壽命。只要投入適當的力量進行研究，這個假設很難不被推翻。

假設四：身體的自癒行為不會產生身體不適的現象，也不會產生異常

皮膚傷口的自癒過程會產生紅腫、發癢和結疤等不適和異常；痛風的自癒會出現水腫；排寒的自癒則會出現各種感冒徵狀；從我們利用經絡儀觀察人體的自癒活動中，也發現大多數胃部疼痛發生在身體正在修復胃的潰瘍傷口時。這些全都是自癒行為造成的身體不適和異常。顯然這個假設也不存在。

慢性病的定義可能錯了

慢性病是一種持續或長期的健康狀況或疾病。美國國家衛生統計中心的定義為持續超過三個月的病症，又或者是因病或先天造成的永久性傷害。常見慢性病包括惡性腫瘤、腦血管疾病、心臟病、糖尿病、慢性肝病及肝硬化、腎炎、腎徵候群及腎性病變、高血壓性疾病、關節炎、哮喘、慢性阻塞性肺病和愛滋病。

這是網路上維基百科關於慢性病的定義，裡面提到的都是重病，其實還有很多小病也屬於慢性病。如過敏性鼻炎、痛風及各種關節疾病、高血壓、各種婦科疾病、各種皮膚病、各種免疫系統疾病等，都屬於慢性病。

這些慢性病有一個共同的問題，所有的慢性病至今都缺乏痊癒技術，只能長期用藥「控制」病情。所謂的「控制」，主要是控制疾病的表象，對整體健康到底有多少影響，甚至是正面或負面的影響？在當前的檢測手段下，沒有人真的知道。

例如高血壓，直接降壓，長期下來會不會使得身體一些重要器官，因血液無法送達而出現其他病變？還有糖尿病，長期控制飲食，以及營養的攝取，會不會使老人因營養不良而加速老化？

我學習養生的起始目的，在對付自己和家人的慢性病。幸運的是，我們身上的慢性病最終都能痊癒。因此，我開始研究這些慢性病痊癒過程的成功邏輯，發現重新定義每一個慢性病，是最重要的成功因素。

以我的情況來說，我十七歲就患有過敏性鼻炎，高三時還做了鼻竇炎的手術，從小就聽說了「頭痛醫頭，腳痛醫腳」是形容庸醫的標準，可是自小到大，從來沒見過哪個醫生不是這麼治病的。整天打噴嚏，認定是鼻子出了問題，只因為噴嚏是從鼻子噴出來的——這就是現代醫學定義疾病的邏輯，「問題出現在那裡，病就在那裡」。

後來學了中醫，才明白打噴嚏只是身體排除寒氣的一個手段，真正的病是體內的寒氣。我是四十五歲才學的中醫，在明白噴嚏是寒氣之後，花了三年把寒氣排淨，總算不再天天打噴嚏了。痊癒的關鍵在對於打噴嚏的定義，從「不停的打噴嚏，是鼻子過敏」，轉換成「不停的打噴嚏，是胃裡積存了大量寒氣，不斷排除胃裡寒氣的現象」。

●——不同的定義，不同的對策

❶認定「不停的打噴嚏，是鼻子過敏」，治療的目標在終止噴嚏。

❷認定「不停的打噴嚏，是胃裡積存了大量寒氣，不斷排除胃裡寒氣的現象」，治療的目標就不在終止打噴嚏，而是如何防止新的寒氣進入身體，再把已經進入身體的寒氣排乾淨。

想要把體內的寒氣排乾淨，治療的短期目標，反而是提升身體打噴嚏的能力，而不是阻止打噴嚏。於是身體真的在我不停的打了三年噴嚏後，把該打的噴嚏打完，該排出去的寒氣排乾淨後，停止了徵狀。

檢視這兩個完全不同的疾病定義，可以發現：「不停的打噴嚏，是鼻子過敏」，定義的是**疾病的結果**，也是看得到的表象；「不停的打噴嚏，是胃裡積存了大量寒氣，不斷排除胃裡寒氣的現象」，定義的是**疾病的原因**，是透過推理找出來眼睛看不到的原因。

「治因不治果」不管在管理學或工程學，管理公司或修理機器，都是不變的真理。唯獨醫學上長期以「治果不治因」為主要思考方向，也許這就是那麼多慢性病找不到痊癒之道的真正原因。

我克服過敏性鼻炎的過程，重新定義疾病時，定義了真正的病因，才能在隨後的調理方向上，以「治因不治果」的原則治好了疾病。

適用於養生的假設

由於醫學的假設充滿著不確定性，同時依據這些假設無法發展出痊癒技術，它可能是不正確的。為了找出養生的方向，必須調整假設，再從新的假設找出可能的病因。有了病因，才能訂定正確的養生方向，利用各種手段去除疾病的原因。

原有的假設將調整為：

- 身體很不容易犯錯；
- 身體有很高智能；
- 身體有很強的自癒能力；
- 身體的自癒行為可能會產生身體不適的現象，也可能會產生異常。

面對新的假設，有機會發展出完全和人體自癒機制銜接的新思路和養生手段，並且多數養生手段在輔助自癒機制的不足，而不是阻止自癒機制的進行。

傳統醫療方法由於忽略或否定了自癒機制的存在，可能有些手段採用的是對抗自癒機制的方法，所投入資源多數在削減身體自癒的資源，阻止自癒的進行。相反的，養生的方法所投入資源都加入身體的自癒資源之中。

基於養生的假設，面對人體的不適和異常，第一個想到的，應該不是身體哪裡出錯了，生了什麼病。而是身體正在做什麼事？解決什麼樣的問題？才會出現這個徵狀。要找到這些問題的答案，經常要站在人體設計者的角度，思考「**如果我來設計這個身體，應該設計什麼樣的機制來解決這個問題？**」或者「**身體在做什麼事，為什麼會創造出這些徵狀？**」通常總能用這個思路找到最合理的答案。

重新定義慢性病

當醫學的假設被修正了之後，疾病的定義也必須重新調整。這種調整最主要是**把原先認定的人體出錯，改變成身體自癒行為創造的現象**。調養的方向很自然的就走向輔助人體完成修復工作。

現代醫學的概念，大多數慢性病都屬於原因不明。在這種情形下，以中醫「治因不治果」原則發展的養生活動，完全沒有明確的方向，各種各樣的養生方法層出不窮。沒人確知哪些方法確實有用？有興趣養生的人，也可能因為方向不明，做了一段時間之後就放棄了。

得了慢性病之後，如果能先**修正現代醫學的哲學假設，依照養生的需要重新定義疾病**——這兩個步驟在養生活動開始之前先做好。通常定義對了，養生方案就自然浮現。目標和方向明確，養生活動的堅持就更具動力。

自癒機制有點像是電腦的防毒軟體，面對各種不同的病毒，使用者並不需要知道病毒的太多資訊，只要按鍵啟動防毒軟體，電腦即會自動清除病毒。同樣的，面對人體的各種損傷，只要啟動或促進人體自癒機制的運行，即能由人體自癒機制修復人體的各種損傷。

調整了哲學層次的假設，慢性病有重新定義的機會，提供發展慢性病痊癒技術一扇新窗，使許多原來認定不可逆的病理，有機會找到可逆的方法。這方面的研究有許多可以嘗試的新方向。

高血壓的實例說明

以高血壓為例，在現代醫學中，高血壓的原因是不明的，治病的方法只有降壓，但降壓並沒有解決原因，只是降低了中風的危險。依中醫「治因不治果」的原則，必須先定義疾病的因，才能找到解決方案。

分析高血壓的成因，必須從心血管的系統解析著手。王唯工博士在《氣的樂章》書中，曾經說明心臟的功率大約兩瓦特，這是很小的功率。而人體大小血管的總長度超過五千公里，用兩瓦特的功率推動五千公里管中血液的流動，是不可能的。因此，比較合理的解釋是，心臟只是提供了一個共振頻率，血管跟著心臟共振，才能把所有血液送到身體各個部位。血管材質會直接影響共振的效率，共振效率則影響血液的輸送，當不良生活作息或不良的造血能力，使得血管的更替時間拉長，血管材質因老舊而日漸硬脆，便直接影響共振效率。這是第一個影響血液輸送的原因。

人體的血液隨時必須提供一部分在肝和腎進行清洗和過濾，當生活作息或造血機能不良時，血液總量會逐漸減少，進入肝腎清洗的血液量也隨之遞減。血液清洗的週期會愈來愈長，血液中的垃圾會愈積愈多，而血液愈來愈髒，黏度也會跟著愈來愈高。黏度高的血液是第二個會影響血液輸送效率的因素。

硬脆的血管和高黏度的血液，造成血液輸送的困難。身體因應內部劣化的環境，為了確保管線末端重要器官的供血，只好提高血壓。因此，高血壓是身體的應變措施，不是疾病，如果貿然用降壓藥來調整血壓，可能造成管線末梢的重要器官供血不足，而影響其應有的功能。大腦是人體最高的部位，是最可能的「管線末梢的器官」，降壓藥可能使得腦部供血減少，日後也可能因供血不足而形成腦部病變。

血管材質不良和血液黏度過高的根本原因，都是長期不良生活作息以及造血機能不佳的結果，所以調整生活作息，提升身體造血能力，是改善高血壓的最佳良方。

高血壓的實例，說明慢性病的重新定義，找出真正的病因。病因找到了，調養的對策自然浮現，最終的原因多半是生活習慣或行為，因此，只有自己長期調養，才能真正解決問題。

chapter 14

幾個重新定義克服慢性病的實例

在我二十多年學習中醫養生過程中，先後克服了母親的皮膚癌，我自己的過敏性鼻炎和兩個家人的乾癬。

這些都是當前醫學治不好的慢性病，而我克服這些病的方法，沒有用到藥物，更沒有秘方，和醫療有一點點關係的只有經絡按摩，都是自己在家裡就能做的事。最重要的是生活習慣的調整。這裡提到的克服就是痊癒，家人的這些慢性病到目前為止都沒有再復發。

在這幾個例子中，都遵循相同的推理模式，從修改哲學假設，重新定義慢性病，以新的定義推理找出疾病的原因，然後利用養生方法去除病因，最終克服了疾病。在實施的過程並沒有現在這麼清楚的邏輯，這些思考邏輯是在完成這些案例後，過了許多年才整理出來的。

克服實例一：皮膚癌

最早克服的是母親的皮膚癌，在這個例子沒有應用到哲學假設的修正。由於皮膚癌變的地方在右臉鼻翼的迎香穴，外觀很像中醫裡的痦子，從中醫的觀點，徵狀在經絡上的穴位，病就應該在經絡對應的臟腑，這個癌變的病根必定在大腸。

修改了疾病的定義，由皮膚的病變轉向大腸的病變，從這個新的方向調養了一年之後，迎香穴上不斷生長的痦子自己掉了下來，至今二十餘年沒再長過，母親現在已九十四歲高齡，仍然身體健康。這個例子再次證實，中醫對於經絡上的徵狀和對應臟腑疾病的關係是正確的。

在確定皮膚上的癌症是大腸的問題後，調理的方向並沒有什麼特別，重點在每週做兩次全身經絡按摩，吃東西細嚼慢嚥，早睡。也就是說，**保持良好的生活作息和愉快的心情**，是最重要的一環。

母親除了皮膚癌之外，兩手小臂上還有兩片皮膚是硬皮症，調養期間整天都很癢，白天還能克制，到了夜間睡著了，就會不自覺的抓破，每天早上起床都有兩手出血的現象。持續了一年，皮膚癢的問題才消失。在皮膚癌消失的同時，手臂上的硬皮症也消失了。那時才明白，兩者都是大腸問題造成的徵狀。

從皮膚的病變轉換到大腸的病變，重新定義了疾病，是最終痊癒的根本原因。

克服實例二：過敏性鼻炎

克服我的過敏性鼻炎，則是如同前一章說的，用上了哲學假設的修改，從身體出錯改為身體正在解決問題。將頻繁噴嚏的問題，由鼻子生病的原始理解，改變為身體正在排除積存在胃裡的大量寒氣所產生現象。也就是對於徵狀的原因，由原來的負面解釋轉變為正面理解。

假設了原因之後，再針對原因，擬定調養策略和方案。經過了持續三年密集的打噴嚏，以及天涼時特別注意保暖，不再喝任何冰冷的飲品，停止創造新寒氣，困擾我三十年的過敏性鼻炎終於離我而去。因此，就這個例子來說，**生活習慣的改變**，是調養中最重要的一環。

同樣是重新定義了疾病，從鼻子過敏轉變到排除寒氣，完全不同的疾病定義，是最終能夠痊癒的原因。

克服實例三：乾癬

至於乾癬，又名牛皮癬，是困擾清朝名將曾國藩一生的疾病，也是一個當前無法解決的慢性病，家中就有兩位親人先後得了這個疾病。

克服乾癬，一如過敏性鼻炎，我們做了哲學假設的修改，將身體出錯改為身體正在解決問題。因此，將不斷掉落皮屑的現象，從疾病的徵狀，修改為身體正在排垃圾的一種應變措施，重新定義乾癬的三個原因，並依照這些原因，改變生活作息，加以適當的調養及按摩手段，一年之內都達到痊癒的目標。

有關乾癬的調養方法和過程，在我寫的另一本書《人體使用手冊【實踐版】》中有詳細的說明。

從成功克服慢性病的過程中理出規律

雖然這些病都不同，但是整個康復過程卻非常近似，都是修改哲學假設，重新定義疾病，新的定義必須包含病因，然後針對病因擬定調養策略。去除了病因，再把已經存在的病果排淨，也就痊癒了。同樣的邏輯可能適用更多其他的慢性病。

針對這些慢性病的養生方法，在接下來的章節會詳細說明。養生去病的方法，最重要的是生活習慣的改變，並輔以適當的按摩調理。

我要再次提醒，「治因不治果」是中醫治病或調養最重要的原則，創造疾病的因，必定在我們生活習慣中哪裡出錯了，吃、睡、拉、情緒或食、衣、住、行這些日常行為出了問題，才導致疾病的結果。只有找到真正的病因，才能真正解決問題，而不是某種單一方法就能去病。

在我多年養生經驗中，多數器官修復都會出現身體不適的徵狀，有時也會出現各種類似疾病的徵狀。

例如折磨我三十年的過敏性鼻炎，這期間我試過各種中西醫的手段，都無法消除不斷打噴嚏的徵狀。直到學習了中醫，重新將打噴嚏理解為身體的排寒徵狀，面對打個不停的噴嚏，不再試圖終止它，而是利用按摩手段，讓身體更持續不斷的打噴嚏。前後持續了三年，直到身體把大量寒氣排淨，才自然停止噴嚏。

在理解那些噴嚏是寒氣之前，是養生過程中最困難的階段。從西醫的觀點，醫生告知這是過敏性鼻炎，所謂過敏就是我運氣不好，鼻子比較敏感；而多數中醫則說是寒性體質，似乎也是命不好，父母把我生成這種體質。本著這兩種概念，用各種藥都無法解決問題。

直到自己學了中醫的基本概念，知道這是排寒的反應，開始思考我是如何把寒氣放進身體裡的——原來最早追朔到初中，有一次颱風天下大雨，沒穿雨衣騎了二十多公里的自行車，到家凍得臉色發青，第二天卻沒感冒，直到來年就開始出現過敏性鼻炎。

後來在商場上應酬，習慣大口喝冰啤酒，喜歡那種冰涼啤酒流進胃裡的感覺，等到開始排寒，才知道每喝一口啤酒，不知要打幾個噴嚏，才能把它造成的胃寒排出去。明白啤酒和胃寒的關係之後，二十年來我沒有再喝過啤酒。

那段縱橫商場愛喝啤酒的歲月（持續二十多年），我一邊愛喝啤酒，不斷的創造胃寒，一邊又苦於過敏性鼻炎，四處求醫，殊不知那喝啤酒的愛好才是過敏性鼻炎真正的原因。可能這就是多數受慢性病所苦的人共同的寫照吧，一邊不斷的創造著病因，一邊四處求醫，只求把自己創造出來的病去除。學習中醫養生之後，再回頭看過去的自己，只能用愚昧和無知來形容。

在那許多年的治療過程中，根本沒有醫生告訴我需要讓寒氣慢慢排除，所有醫生都在設法用藥物終止我的噴嚏，也沒有一位醫生幫我分析，指出我的哪些行為在不斷的創造病因。

多數的治療都在設法中斷身體的排寒氣，企圖終止不斷出現的噴嚏，可是身體裡有太多的寒氣，只要身體的能量升高，就會啟動自癒機制開始排寒，這不是藥物可以終止的，這種中斷排寒的想法根本就錯了。而這也是為什麼中國自古就有「庸醫治病，頭痛醫頭，腳痛醫腳」說法的原因。噴嚏從鼻子出來就治鼻子，是典型庸醫想法。

明白了這個道理後，打噴嚏時不再設法阻止身體的噴嚏。當噴嚏停止了，再努力早睡和按摩，讓身體啟動下一輪的噴嚏。就這麼足足打了三年的噴嚏，把身上的寒氣排得差不多，噴嚏才停止，我總算從持續三十年的過敏性鼻炎中脫身，過去終年都濕濕的鼻孔，終於開始變乾，而且有了鼻屎。睡覺時也不再鼻塞，可以天天睡好覺。

慢性病自癒的啟示

我的親身經歷，可以提供多數慢性病患者參考。其中有幾點重要的啟示：

❶ 多數慢性病都是自己創造出來的，和運氣或父母的遺傳沒有太大關係，大多數不是體質的問題。養生的第一步是找出創造疾病的行為，並且修正行為不再創造新的病因，再把過去創造的病果排淨，慢性病是有機會痊癒的。這種行為的修正，是要自己做的，最好的醫生只能告訴你改正的方向。

❷ 多數的不適和異常，是身體自癒機制在解決問題時產生的。用藥物停止徵狀，常常只是中斷了自癒機制的修復工作，並不是真的解決了問題。當身體再一次積累了足夠的能量，必定會啟動下一輪的修復，而新的修復就被理解為病又復發了。因此，這些中斷自癒的方法，只會有短期康復的假象，卻創造後續無窮的病痛，

並不會解決問題。

❸解決身體的慢性病，就像我們在工作中解決問題一樣，一定要先弄清楚真正的原因，從根源去解決。最終找到的問題根源，多半是自己的某些錯誤行為，才是創造疾病真正的原因。臺灣著名企業家有一句名言：「追根究柢」，是他管理公司成功的最重要方法。就是遇到問題，一定要追根究柢找到真正的原因，才能徹底解決問題。治療疾病和治理公司是一樣的道理。

❹身體的問題沒那麼複雜，真正的原因每個人都有能力理解，也只有自己理解了，從生活中改變，才能真正解決問題。

❺現代醫學還沒有發展出痊癒技術的慢性病，目前所認定的疾病定義和邏輯多數情形是錯誤的。如果定義對了，那個慢性病必定能發展出痊癒技術。因此，必須自己思考，找出疾病正確的定義，定義中必須有真正的病因，從病因著手才有機會克服疾病。

有愈來愈多的研究，說明現代的慢性病可能和生活形態有關。而從「治因不治果」的概念，既然錯誤的生活形態是疾病的因，那麼只有改變錯誤的生活形態，才是去除疾病的真正方向。

生活形態創造的疾病，藥物的作用必定很有限，並不能真正解決問題。也就是學習養生知識，建立良好的生活形態，可能比醫療手段更有機會克服慢性病。

Part

4

檢測篇

利用中醫儀器
輔助人體自癒

chapter 15

經絡儀的檢測及解讀

長期以來，中醫最為人詬病的就是缺乏檢測工具，所有診斷都是依據醫生的主觀判斷，而每個醫生的判斷又不盡相同，相較於現代醫學的儀器診斷，顯得缺乏科學性的說服力。

臟腑的檢測有脈診儀和經絡儀兩種。脈診儀是檢測脈搏的波動，利用電子技術進行多次的諧波處理，取得不同臟腑的數值。這種方法取得的數據量較少，多數是經多次諧波處理的信號，有失真的可能，而且把脈搏的機械振動轉換成電子波動，也可能出現誤差。

經絡儀是直接量測皮膚表面的阻抗或經絡中的微電流，從每一條經絡取得的都是未經處理的原始訊號，身體左右兩側十二條經絡，每條經絡取一個數值，總共取得二十四個數值。數據量遠比脈診儀多，是經絡儀最大的優點。

因為這些因素，我們選擇經絡儀做為檢測工具。利用經絡儀的原始目的，是為了發展氣束能的使用技術，希望利用經絡儀的檢測，決定當下的調理方向，並以經絡儀檢驗氣束能調理的效果，發展出可為多數人接受的儀器化檢測和調理技術。

經絡儀的發展

經絡儀是從一九五〇年代日本京都大學中谷義雄教授發明的良導絡理論發展出來的檢測儀器。早期的經絡儀直接在皮膚通上電流，量測皮膚的阻抗，這種量測方式需要在檢測探頭上加水，按壓力度的大小，也很容易影響檢測數值。由於皮膚通過電流，改變了電性，再次檢測的重現性很差，無法發展成實時監測的經絡儀。

二〇一一年臺灣一家公司開發出電感檢測的技術，可直接量測經絡的數值，不需要在皮膚上通電流。這種經絡儀解決了量測阻抗時的一些缺點，檢測數值的重現性非常穩定，最重要是不會影響皮膚的電性，有機會發展成實時監測的經絡儀。二〇一三年，這家公司利用相同技術完成實時監測經絡儀原形機的開發，但因檢測傳感器的固定方式不理想，並沒有將之商品化。

雖然經絡儀問世已近七十年，卻始終未被中醫師廣泛使用，重視養生的民眾也沒用它來監測自己的健康。經過長期分析，認為經絡檢測結果的解讀一直沒有理想的解決方案，可能是經絡儀無法普及的主要原因之一。

說到經絡儀的檢測，一般總是直覺會拿它做為脈診科學化的替代目標，但實際使用卻發現這種想法似乎不易實現。這是良導絡出現之後就一直在努力發展的方向，至今仍未有任何可行的方案，也說明這個方向的難以實現。

因此，我們嘗試新的經絡檢測解讀方案，直接比對身體的狀況。由於我們使用了氣束能，在很短時間內，直接從外界將氣場能量輸入人體，提升人體總體能量，並造成經絡檢測結果的改變——這種變化是定性的，而且在可控制的環境中，排除了其他可能干擾因素的影響——可以從中逐漸找出經絡檢測各種變化的意義。

而傳統用藥的治療，需要間隔一兩天才能檢測差異，時間長了，其間可能影響結果因素比較多，例如中途可能生了氣，或吃了其他有影響的東西等。

從經驗中累積並建立判讀邏輯

經過四年多來的發展，我們開發出新的經絡儀判讀邏輯。這個新的判讀邏輯建立在自癒機制存在的假設基礎上，可以說是適用於養生者的檢測系統。它不僅可從檢測結果判斷出受測者的**致病行為**、**自癒活動及其可能產生的好轉反應**和**骨骼異常**這三方面資訊，更重要的是，能夠透過五行分布的臟腑平衡狀態，找出當天最需要調理的臟腑——治虛不治實、治臟不治腑、虛則補其母（請參考《人體使用手冊【實踐版】》第20章），擬定出當天的調理方向。

● 致病行為——經絡數值會反映出生活習慣

致病行為的檢知，可以讓受測者清楚感知其錯誤的行為，對自己健康造成了哪些實質性的傷害。只要是儀器能檢出的經絡變化，即代表其行為已經傷到了身體。經絡將抽象的行為，以資料形式顯示，具有較強的說服力。多數人在檢測幾次之後，就有了改變的動力。

睡眠不足（判讀點：心經、肝經）

經絡檢測結果，如果肝火盛，顯示近期（一或兩天）有晚睡或睡眠不足。若是心火同時顯現過盛狀態（如圖三），則說明這種情形已持續相當長一段時間，通常是有晚睡習慣——心火或肝火的高亢程度愈高，顯示問題愈嚴重。

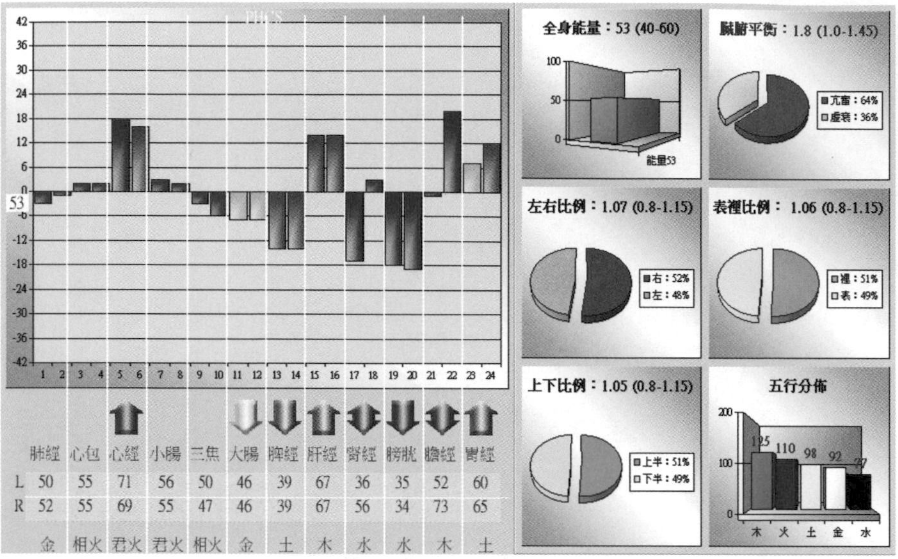

圖三：晚睡會形成肝熱，長期晚睡則形成心火和肝火均高

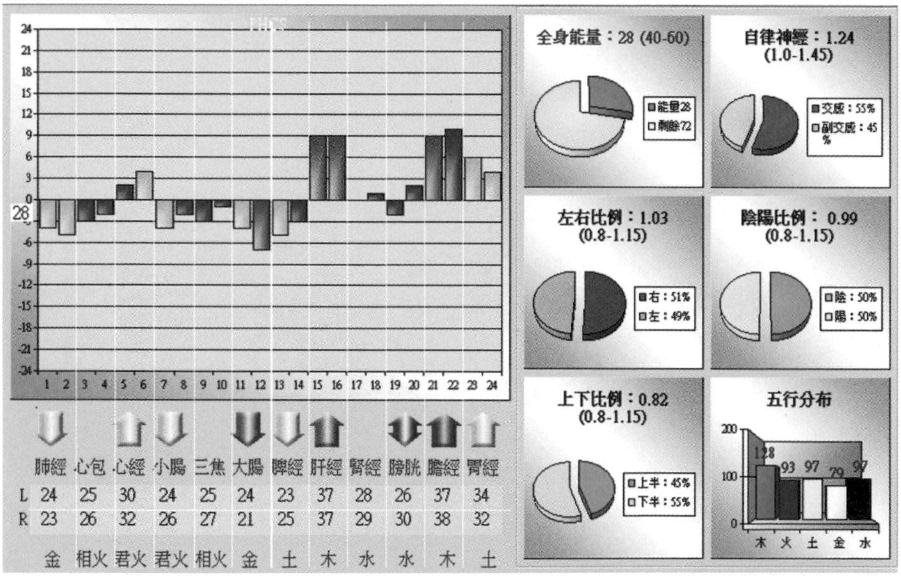

圖四：肝和膽的數值均高，是壓力和怒氣反映出來的現象

肝氣鬱結（判讀點：肝經、膽經為主，胃經為輔）

肝和膽的檢測數值均很高，呈現出肝氣鬱結的狀態（如圖四），其形成原因可能是憤怒的情緒，也可能是壓力過大，這兩種情緒在經絡儀上會顯現出相同狀況。

此時如果胃的經絡呈現為實症（高於經絡所有數值的平均值28），說明受測者憤怒的形態多半是壓抑的悶氣，既傷肝也傷胃。

這種悶氣造成胃的問題，可能有**淺表性胃炎**，嚴重點則演變成**胃潰瘍**或**胃出血**，有些還會**胃食道逆流**（出現胃酸逆流的不適感或心口灼熱）。但從經絡檢測的觀點，這些不同程度的損傷，圖形都是一樣的。

有趣的是，當身體正在創造問題時，多半沒有不適的感覺。多數的胃痛出現在胃開始修復時，這個現象是非常讓人意外的。

穿衣不保暖（判讀點：手三陰與手三陽）

氣溫低於攝氏十五度時，手三陰的經絡（肺、心包、心）均為實症，手三陽的經絡（小腸、三焦、大腸）均為虛症（如圖五），再摸其手腳，如果是冰冰涼涼的，則說明穿得不夠暖，寒氣正在侵入中。由於衣服沒有穿夠，或是材質不保暖，身體將大量血液移至胸腔保暖，造成手腳因缺血而冰涼。

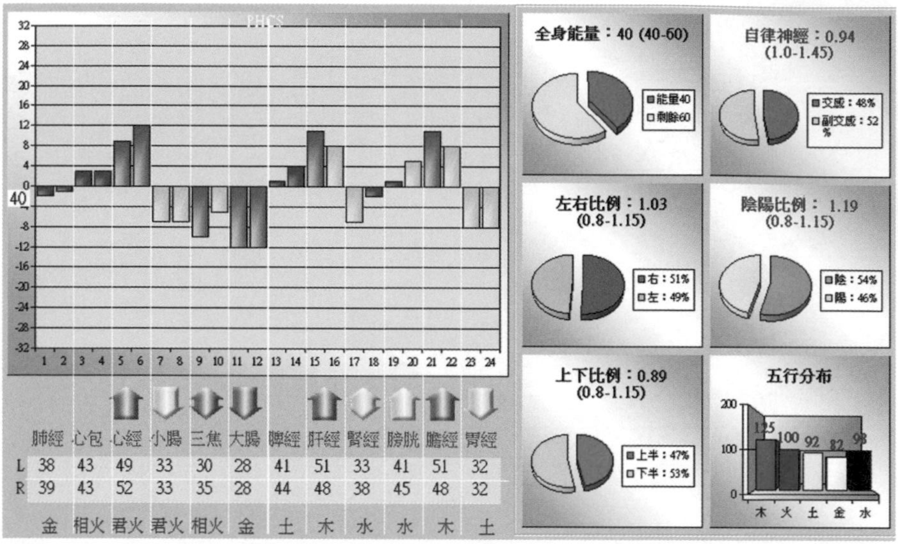

圖五：天涼時出現手三陰（肺、心包、心）皆正，手三陽（小腸、三焦、大腸）皆負，感覺手腳冰冷，則是穿衣不保暖的現象

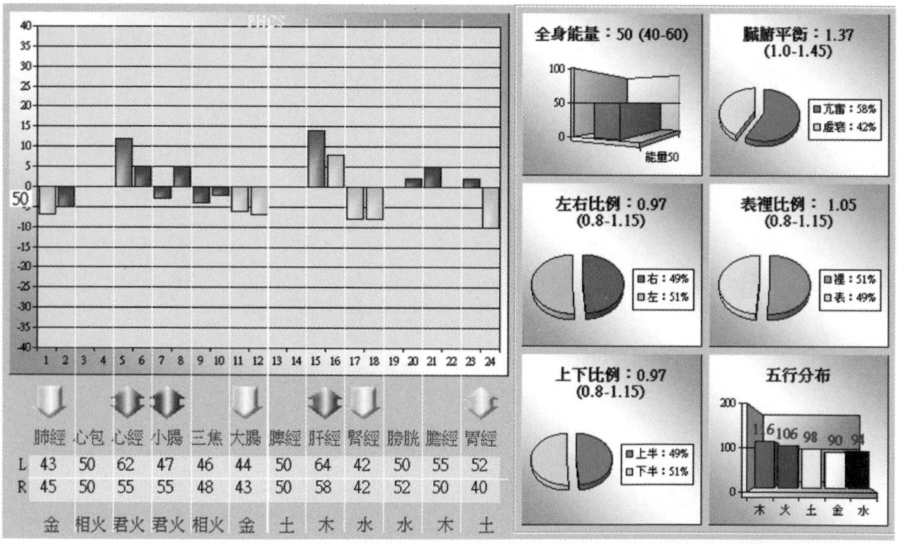

圖六：肺經和大腸經均虛，為排寒現象

自癒行為（部分）——臟腑「異常」可能正在修復

同一對臟腑，一虛一實，則其相加數值會比較接近平均值。如果兩者均虛，相加之後會更虛；兩者均實，則相加之後會更實，因而形成五行分布中偏離平均值較大者，即為臟腑中比較可能出現異常的目標。

從自癒觀點，這種異常應視為自癒系統正在進行修復的目標。經實際比對，當身體處於排寒狀態時，肺和大腸確實均為虛值；處於胃部不適狀態時，脾和胃亦均為虛值。這兩種情形為最常見的自癒行為。而目前可以清楚判斷的自癒行為有下列幾種：

排寒氣及大腸的修復

經絡檢測的肺經和大腸經均為虛值時，即為肺或大腸正在進行自癒活動。如果脾經的數值為較低的虛值，說明大腸可能同時在修復，或修復行為主要在大腸。

肺的修復即排寒，此時可以加上觸診，檢視受測者的鼻尖和額頭的溫度：

- 鼻尖溫度較低，表示正在**排肺寒**，可能出現咳嗽或夜間四五點因肺熱醒轉的徵狀；
- 額頭溫度較低，即是正在**排胃寒**，容易出現打噴嚏、流鼻水的徵狀；
- 鼻尖和額頭均無低溫，則是正在**排膀胱經寒氣**，容易出現喉嚨不適。

Part 4 檢測篇 ▼經絡儀的檢測及解讀

抗寒

當冬天寒流來襲，氣溫降至攝氏十八度以下時，健康的身體會出現抗寒特有的經絡檢測狀況。

抗寒的標準圖如圖七，肺經和大腸經均虛，本是排寒，實際上就是中醫所說的「肺熱」。由於天氣冷，吸入空氣都是低溫的，身體會把大量血液先集中在肺，就形成了肺熱，防止肺部受寒。也就是在低溫狀態下，這種肺熱不能算是排寒，而是一種抗寒的狀態。

另外，肝和膽的實症，會使身體呈現「肝熱」狀態。氣血充斥於體表，強化體表的抗寒能力，讓人比較不怕冷。在寒流期間，這種肺熱和肝熱，因為屬於正常狀態，透過經絡調理或藥物均不會改變。

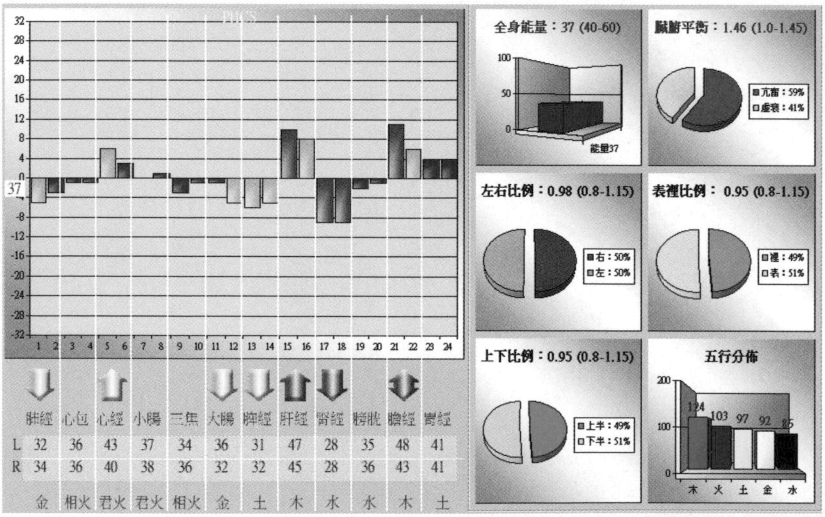

圖七：抗寒的標準圖

多數成年人的排寒，由於氣血較低，除了經絡檢測顯現異常之外，沒有不適，或是僅有極輕微的不適或感冒徵狀。

胃的修復

胃的修復通常出現在有「肝氣鬱結」徵狀的人身上。當經絡檢測呈現肝氣鬱結時，身體正處於情緒性傷害胃的時候（參考一一五頁），然後過一段時間（幾天），就會出現修復胃的圖形。

當經絡圖呈現「脾經和胃經均為虛值」時，即身體正在修復胃。

身體在修復胃時，會創造出**胃痛**、**口腔中的水泡或破皮**，有時候還會有**口臭**，**嘴唇的色澤容易呈現暗紅色**。即是中醫診斷稱為胃火較重的狀態。身體修復胃的損傷時，會集中大量能量在胃裡，就形成了胃火。

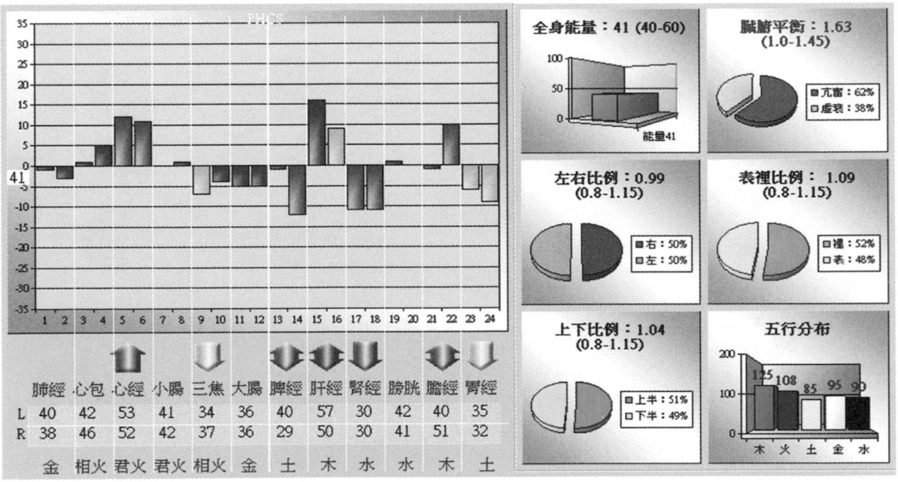

圖八：脾經和胃經均虛，是胃部修復的現象

長期觀察下來，這樣的人經絡檢測經常都在肝氣鬱結和胃的修復兩種圖形交替變換。有時甚至兩種圖形會同時出現。

這種現象，充分說明了這些胃的損傷及其所創造出來的不適，都是患者自己的情緒造成。只有自己修正了情緒，才能真正從這種疾病中解脫。由此可見，經絡檢測可幫助患者更清楚的看到自己患病原因，並且找到改善的方向。

小腸的修復

經絡檢測圖呈現心經和小腸經均為實症時，此時心包經多半也呈實症。也就是「心包、心和小腸三條經絡均為實症」。如果在夏天，可能是心臟的自癒活動正在進行中。其他季節如秋冬，則是小腸自癒活動的現象，除了偶爾會有**腹部不適和暈眩**之外，不會有太多的徵狀出現。而通常

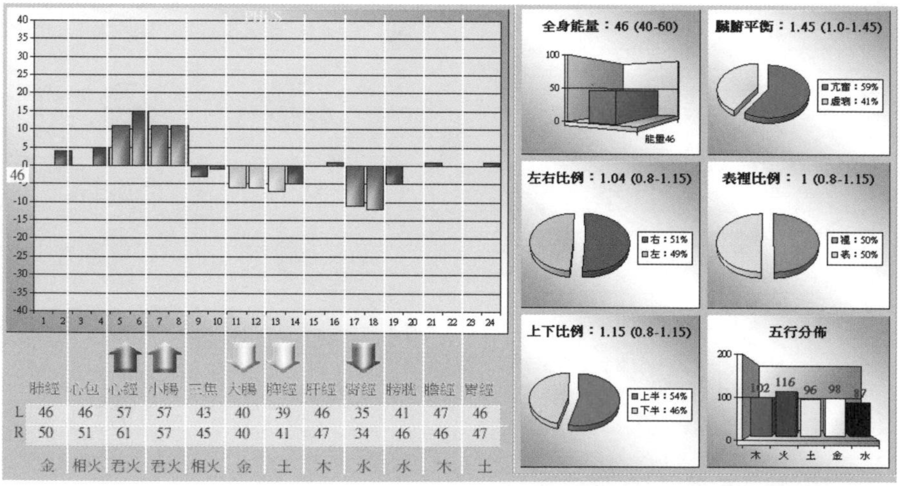

圖九：心包經、心經和小腸經均為實症，是心臟或小腸自癒的現象

在秋冬會出現小腸的自癒活動，其根本原因可能是心臟方面存在著某種疾病，最好找機會對心臟做較詳細的檢查。

暈眩

小腸自癒活動引起的暈眩，在西醫稱為「梅尼爾氏症」，是一種天旋地轉的暈眩。從自癒和經絡觀點，由於身體修復小腸某個部位時，正好對應在耳前的聽宮穴，造成聽宮穴的腫脹，壓迫到附近的內耳平衡系統，便產生了暈眩。

當出現這種暈眩時，最好的策略是閉眼躺下，睡三小時，等經絡中的腫脹消失，徵狀也就消失了。此時如果硬要睜眼，可能會暈整天。

由於通過眼部的兩條經絡，以小腸經在前，膀胱經在後，因此可將小腸經視為供給眼部能量的經絡，膀胱經則視為排除眼部垃圾的經絡。

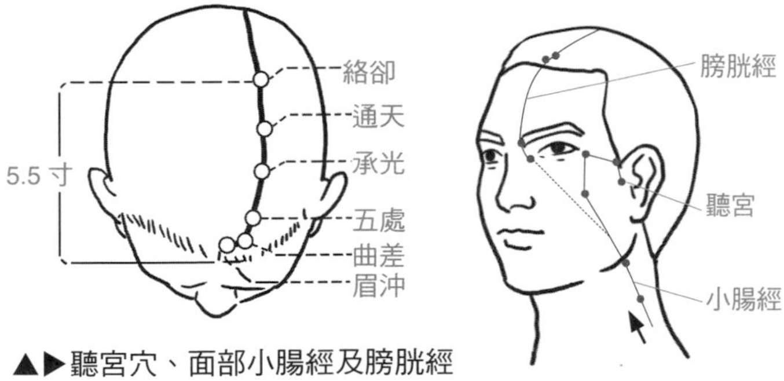

▲▶聽宮穴、面部小腸經及膀胱經

生殖或泌尿系統的自癒活動

生殖或泌尿系統的自癒活動是比較不易判斷的狀況。主要是腎和膀胱這對臟腑的經絡，處於虛值是常態。

腎或膀胱的修復，通常會造成脾虛。但是大腸、小腸和胃的修復也同樣會出現脾虛。因此，只有在「大腸經、小腸經和胃經從經絡圖上看都不在自癒時，脾經仍然偏虛」（脾的經絡檢測經常處於虛值，只有顯示為偏離平均能量值較大的粉紅色或紅色時，才能算是真正的虛值），也就是這時大腸、小腸和胃都不是呈現修復的現象時，才能判斷可能是腎或膀胱的自癒活動。

這時候的修復範圍較廣，包括腎、泌尿及生殖系統。其中在修復腎時，**晨起小便會比較無力，腰也可能出現隱隱的酸或痛。**

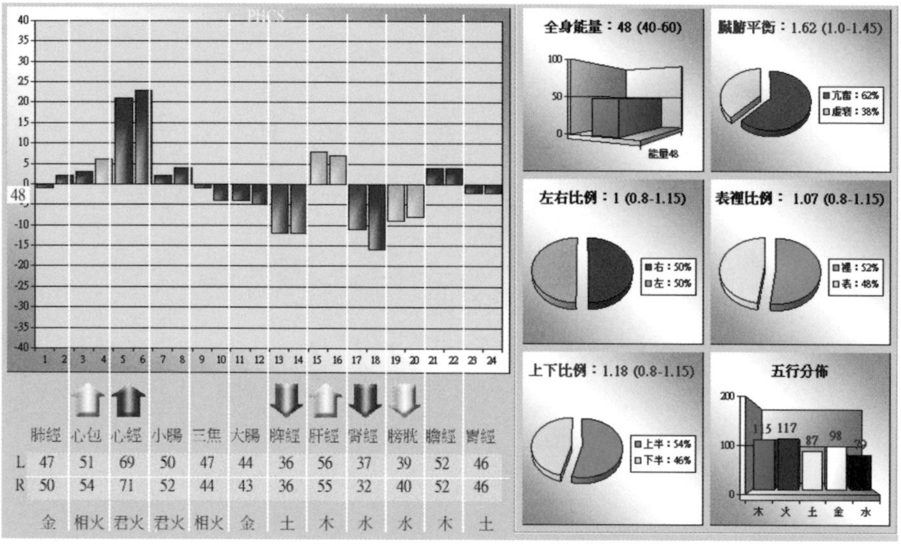

圖十：腎經和膀胱經均較低的數值，是腎或生殖系統自癒的現象

骨骼異常——心經不正常的檢測研判

圖十一是一個朋友前後兩次經絡檢測圖，右邊是氣束能調理前量測的，左邊是經過一小時氣束能調理後隔半小時的圖形，兩個圖左側心經的數值都異常的高。調理前數值是52（即中線左側經絡所有數值的平均值36＋16），調理後的數值是53，兩者相差為1，在檢測誤差範圍內，可以說是完全沒有更動。

在調理前左右心經就相差很多，超過了13，已經是異常。在調理後許多經絡的數值都變動了，但左右心經的數值差仍是13，而且左側心經的數值不動如山。根據經驗，這種情形說明左側心經是不正常的，而其原因有很大可能是骨骼異常所造成。

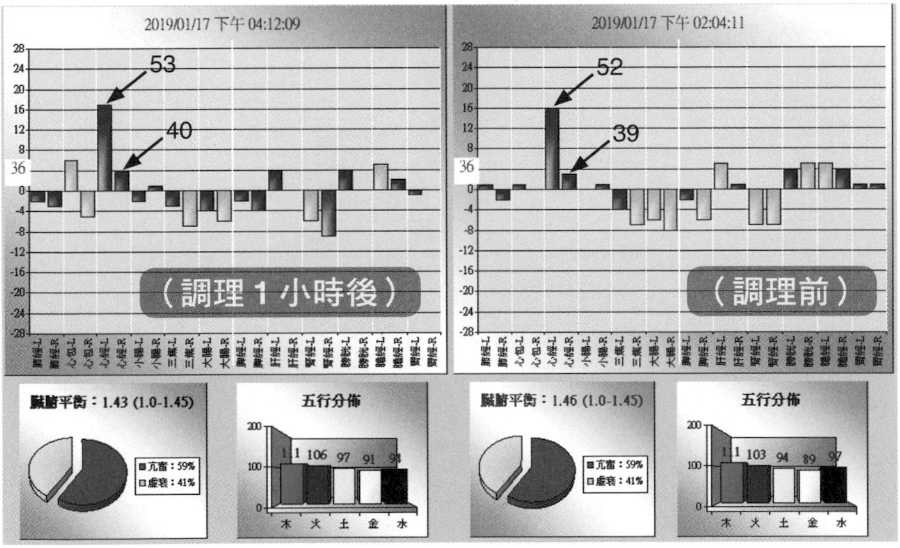

圖十一：左右心經調理前後都沒變動，可能是骨骼異常造成的

骨骼異常引起乾眼症的實例

一個乾眼症患者的經絡檢測經常出現心經異常，試過各種調理都無法改善，因此判斷是其他因素所造成的經絡異常，而不是臟腑造成的問題。

經研判，最有可能的原因是骨骼異常，於是我建議她去找正骨師檢查並且調整。

下圖是正骨後，再進行氣束能調理前後的檢測圖。右邊是氣束能調理前，左邊是氣束能調理後。正骨後經絡檢測心經仍然是異常的，但是經過一小時的氣束能調理，經絡狀況變成了左邊的圖形——心經明顯下降，小腸經不再呈現實症，心包經也改善了。

調理當天她的乾眼症消失了。這是她治了十多年來第一次得到的改善。

這個例子說明了幾件事情：

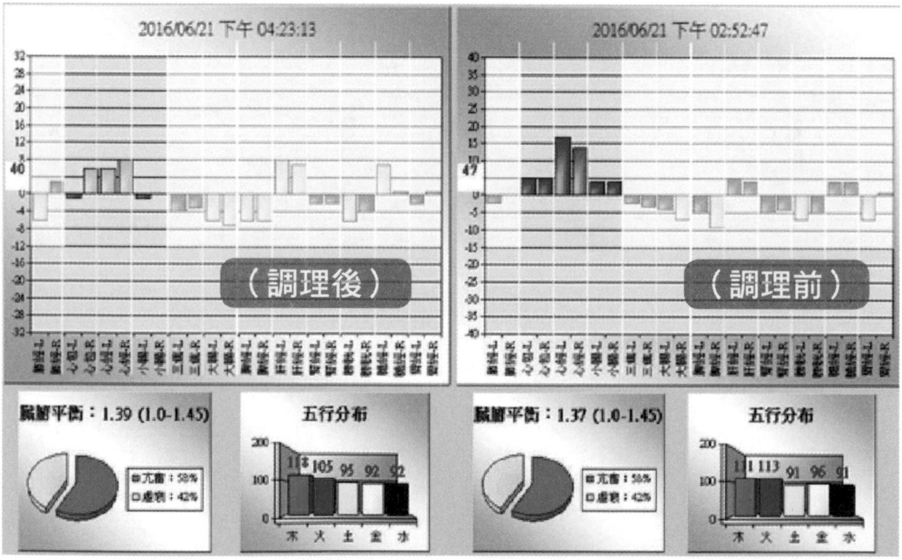

圖十二：乾眼症患者在骨骼調整後，需經氣束能調理，心火才會下降

❶經絡檢測有時可以反應骨骼異常的問題。通常是同樣的經絡檢測異常，經過多次檢測，就算做了各種經絡調理都無法改善其異常狀況，就很可能是骨骼異常造成的結果。但並不是所有骨骼異常都能從經絡檢測中發現，只有那些會造成經絡斷路異常的骨骼異常，才能從經絡檢測中被發現。

❷這位乾眼症患者的徵狀起因於骨骼異常，造成經絡的斷路異常（心經和小腸經），經絡的異常再造成臟腑（心臟和小腸）的異常，最後才顯現在眼睛的異常。也就是整個病理邏輯是從骨骼異常開始，骨骼異常影響了心經；心經影響了心臟；心臟和小腸是一對互為表裡的臟腑，因此心臟又影響了小腸；小腸的異常影響了小腸經的能量運行；影響眼睛運行的經絡有兩條，也就是膀胱經和小腸經。

❸心經的骨骼異常，常出現在腋下的肋骨部位。其他經絡的骨骼異常可能出現在其他部位。

❹乾眼症顯然和眼睛外側的小腸經有關。

❺正骨後經絡狀態並沒有立即改變，必須經過氣束能的調理，經絡檢測圖才真正的改變。檢測圖改變了，乾眼症也跟著消失了，這種現象至今原因不明，還有待未來深入研究。目前只發現心經有這種現象。肝經的骨骼異常，正骨後不需要氣束能處理即能正常。

小腸經與眼部疾病

在子午流注的順序中，小腸經在膀胱經之前，因此小腸經主眼睛的能量供給，膀胱經主眼睛的垃圾排泄。小腸經的能量運行異常，造成眼睛能量供給的不順暢，最終形成了眼部疾病，在前面的例子就形成乾眼症。整個病情的推理如左下方圖示。

經過六層的邏輯變化，骨骼異常是最原始的原因，依治因不治果的原則，這個病只能從校正骨骼的異常著手，才有機會治癒。雖然這個例子起因於骨骼異常，但並不是所有乾眼症都是這個原因。

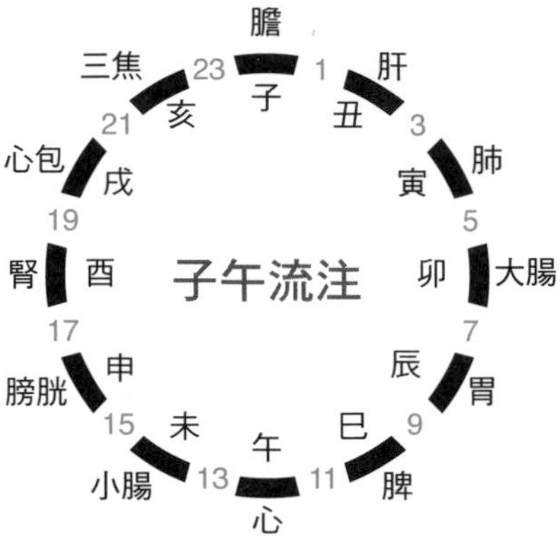

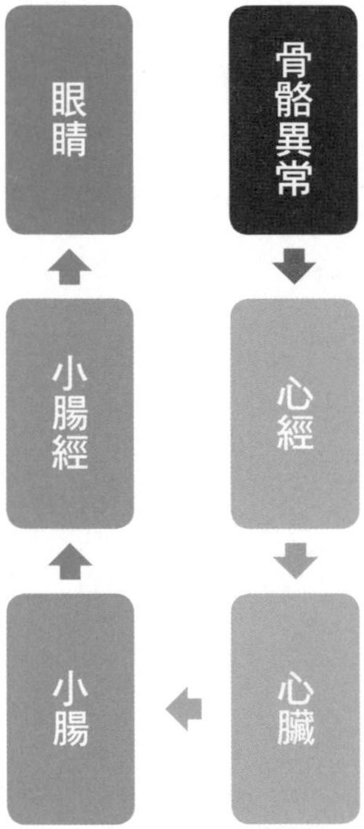

經絡檢測的結果是短期生理現象

經絡儀檢測資料的變化很快，做了經絡按摩就變了，睡一覺也變了，天氣改變又變了。可以說經絡儀檢測到的是身體短期的狀態，運動、按摩、吃飯、氣候都可能使它改變，因而不能用這種檢測人體短期現象的工具，拿來做長期疾病的判斷。

也就是利用經絡檢測的方式，是無法透過一次的檢測，測出有沒有高血壓或糖尿病之類長期形成的疾病。查出來的主要是腎虛、脾虛、肺虛、心火或肝火之類中醫概念的判斷。這些中醫概念的判斷，是中醫用來開方的依據。

這種快速變化的特質，符合中醫理論認為面對的人體是個活體，總在不斷的變化。身體的自癒活動也是不停的變化。

臟腑和經絡之間的能量流動

在乾眼症的實例中，圖十二調理前和調理後平均能量值從47下降到40。圖十三的胃痛調理前後經絡檢測，平均能量值則從40上升到46。

另外，以乾眼症的實例，臟腑自癒活動調理前，脾經和胃經均為虛症，依判讀邏輯是

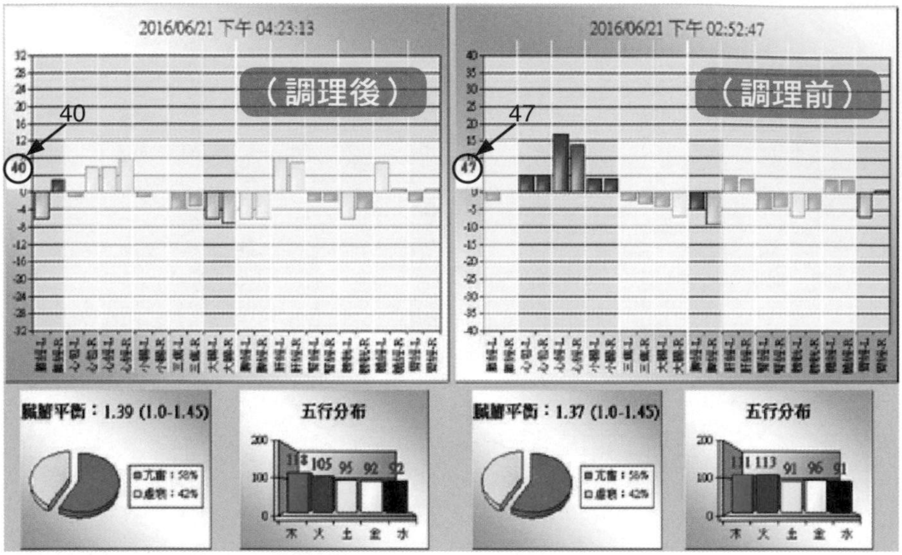

圖十二：乾眼症調理前後比較

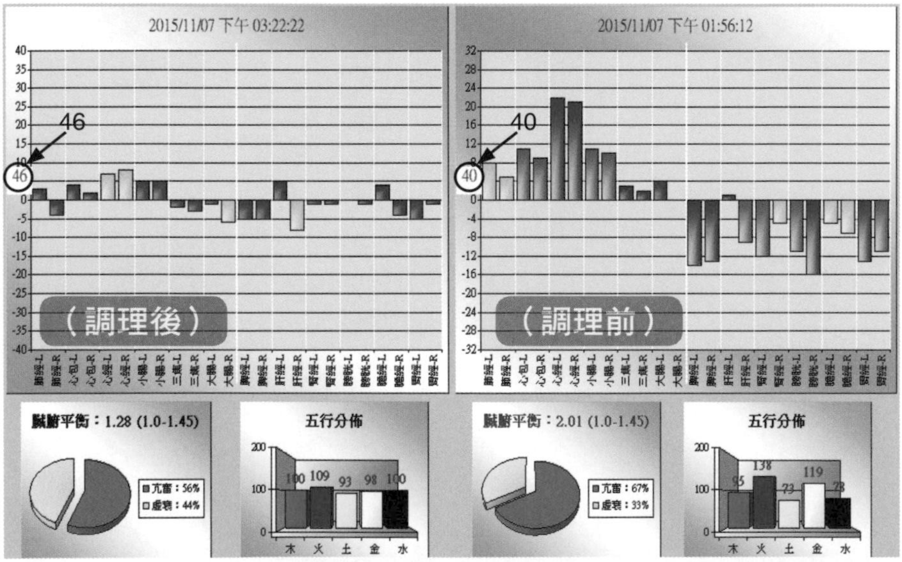

圖十三：胃痛調理實例（調理前是標準的腎脾兩虛）

胃自癒的現象（參考一一九頁）；心經和小腸經均為實症，是小腸自癒的現象（參考一二〇頁）。心包經僅為些微的虛症，可以忽視。因此，主要在胃和小腸的自癒。調理後，胃和小腸自癒活動結束，肺經和大腸經卻出現了虛症，即肺開始排寒（參考一一七頁）。

臟腑的自癒會佔用比較多的能量，各個臟腑佔用能量的數量不同，其中以肺的排寒佔用能量較多。在乾眼症的實例中，本來小腸和胃自癒所佔用的能量，在自癒活動結束後回流到系統，但啟動肺排寒又佔用了新的能量，肺佔用的能量大於胃和小腸所佔用的所有能量，將平均能量值加上胃和小腸停止修復回流的能量，再減去新增肺排寒所佔用的能量，使得平均能量值從調理前的47降到40。

圖十三是另一個短期調理造成經絡檢測變化比較大的實例。這是一個胃痛的朋友，利用氣束能消除了胃痛的調理前後經絡檢測結果。調理前臟腑平衡很差，數值為2.01。從圖形看，數值相差極大。手部的經絡全是實症，腳部的經絡全是虛症，而且都是數值差異極大的狀況。這種波動極大的現象，說明身體可以調用的能量豐富，是氣血能量不差才做得到，並不是壞事。

在經過一個小時的補腎氣調理後，圖形出現極大變化，臟腑平衡數值下降到1.28，接近我們曾經量測到的最低值1.23，和調理前是極大的變化。

調理前的圖形明顯是胃正在自癒；而腎經和膀胱經，心經和小腸經亦均為實症，這兩者的變化可能是也在自癒中，也或許是受到胃的影響所致。但這種不明確的判斷，並不影響調理的決策。這種圖形是標準的**腎脾兩虛**，在我們實驗中，知道利用氣束能補腎氣會同時改善脾虛。因此，補腎氣是這個實例主要的氣束能處方。

調理後所有數值都回到接近平均值，說明所有修復行為全部結束。原來在調理前身體自癒活動已經接近完成，氣束能的能量加入後，很快的完成了自癒工作，當然胃痛的現象也就消失了。由於自癒胃所佔用的能量，在完成自癒後回到了系統，系統的能量值就從原來的40升高到46。

這個實例的經驗，說明了許多現象：

❶臟腑平衡數值高，說明臟腑比較不平衡，這時身體不適，不易入睡，睡眠品質差，是身體處於臟腑自癒活動的暫時現象。

❷臟腑平衡數值低，說明臟腑比較平衡，這時身體不適消失，睡眠品質改善，是身體臟腑自癒活動停止的現象。

❸如果氣血高，而且不在冬天，可能會再啟動新的臟腑自癒活動，臟腑又會出現不平衡的狀態。

❹臟腑結束自癒活動後，平均能量值會上升。相反的，開啟新的自癒活動，平均能

量值會下降。

❺ 多數的胃痛可能是胃的自癒行為造成的。也就是胃痛當下可能是胃正在修復某個損傷。

❻ 經絡檢測必須觀察動態變化，而非單次檢測的結果。

❼ 身體自癒行為可能會創造經絡極大的變化，同時也會創造身體多種不適和異常。

❽ 從圖形上，我們可以知道圖十三這個例子在調理前身體正在進行胃的自癒活動，但並不知道是在自癒活動的起步時期？中途過程？還是快結束了？經過氣束能補腎氣之後，臟腑平衡大幅下降，這時就明白，原來調理前身體的自癒活動已經在尾聲，是快結束的階段。因此，在輸入能量之後，立即結束了自癒活動，才會造成調理前後大幅的改變。

如果調理前的圖形，正好是自癒活動的起步階段，則可能調理後的變化會較小，甚至完全沒有變化。

這種調理前後圖形變化的大小，純屬運氣，不能代表調理手段效能的高低，主要受到自癒活動不同階段的影響。只有在自癒活動快結束時，經調理後正好結束了自癒活動，才會造成較大的變化。

chapter 16

經絡檢測判讀重點及養生實例觀察

經絡檢測結果的判讀，重點不在每一次的檢測，而在幾次不同時間檢測結果中的動態變化。**長期記錄經絡檢測資料，經過適當分析，可以理解養生過程中的各種現象。**

接下來前三個養生的實例，都經過長期調養，並且利用經絡儀追蹤觀察，得到不錯的調理結果。從這些實例中可以明白，**體質的改善，或慢性病的調理，是沒有速成的。**需要長期堅持良好的生活作息，以及特定的養生方法，先把氣血提高，慢慢改變自己的習氣，最終才會有良好的結果。

養生實例一：肺虛體質的調養

有個朋友每週量測一次經絡，持續了三年。第一年，他的經絡檢測結果，臟腑平衡指標多數非常平衡。他的身體在很長時間都是穩定而平衡的狀態。我覺得有點迷惑，因為從望診看來，他瘦高、膚色暗沉，是典型的肺虛體質，氣血低。但他在中醫診所醫生的脈診也說他很健康，沒什麼問題。

他和太太每週用氣束能調理，同時也嚴格執行早睡。他主要是陪著太太調養，只是既然來了，也用氣束能調理，持續了一年多，每次的經絡檢測圖都沒有太多變化，永遠都很平衡，似乎自癒系統都沒有啟動的跡象。如果不從自癒概念來看經絡檢測結果，會認為他是情緒平穩、身體健康的人。

直到一年兩個月以後，經絡檢測圖才開始平衡變得差些，經絡圖波動的幅度變得大些，而且愈來愈大。從此臟腑平衡數值愈來愈差，波動愈來愈大，身體自癒開始啟動，每次來都在排寒，排寒的力度愈來愈大。這時再去看中醫，中醫師開始說他的身體狀況很多，似乎變差了。

這時我才明白，原來最初那一年多，他因氣血太差，身體沒有能力啟動自癒。養了一年多的氣血，能量升高到一定水平，才啟動了自癒。他最大的問題一如我當初從望診所判斷的，肺中存著大量寒氣，只要能量足夠，自癒系統應該會啟動排寒氣的動作。雖然啟動了排寒後，他的身體開始出現一些狀況，但他的氣色比以前明亮許多，體力也好了許多。

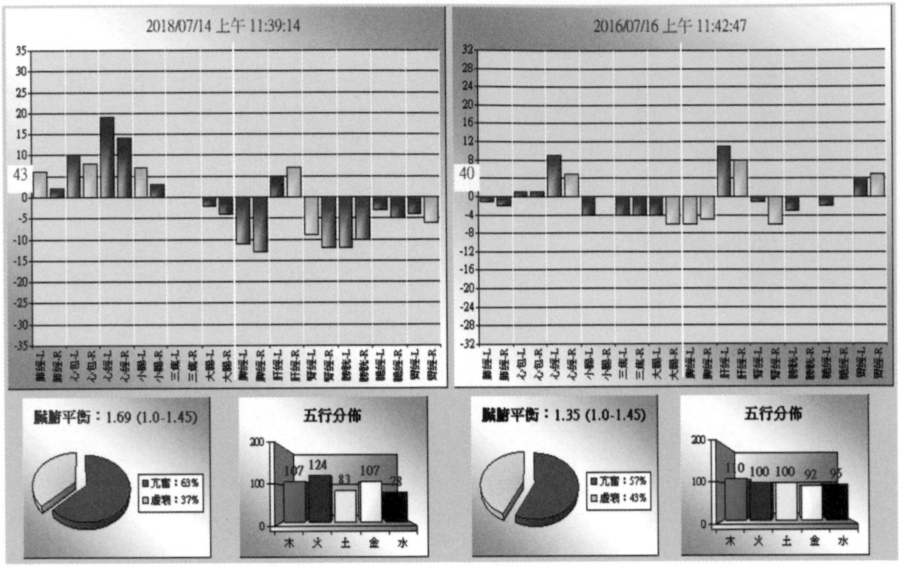

圖十四：相同季節，相隔兩年的變化

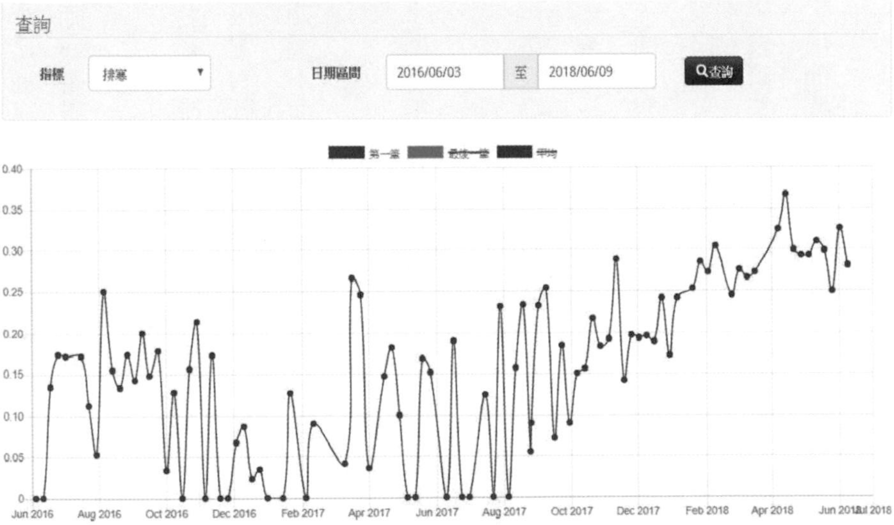

圖十五：肺虛體質養足氣血就開始排寒

圖十四同樣在七月中，二〇一六年（右）和二〇一八年（左）經絡檢測結果完全不同。二〇一六年的臟腑平衡數值是1.35，整年差不多都是如此。二〇一八年夏天身體的自癒非常活躍，不但先做了大量的排寒，也開始修復其他臟腑。修復臟腑時，臟腑平衡指數就升高了許多。

圖十五是這個案例兩年多經絡檢測的分析結果。從望診觀察，他身材偏瘦，膚色偏暗沉，是典型肺虛的體質，長期以來都無法長胖。

在經絡檢測雲端判讀系統中，附加了數據分析的功能，可以選擇臟腑變化或自癒現象的變化進行分析。這個案例主要是肺虛體質，體內寒氣較重，因此選擇從自癒的「排寒」現象進行分析。

分析結果如下：案例起始於二〇一六年六月，規律的進行每週量測及調理一次。直到二〇一七年八月之前，自癒系統啟動排寒的工作沒有明顯規律。這段期間他的經絡檢測都很平衡，自癒活動中的「排寒」偶爾出現，但不規律，力度都不大。直到二〇一七年八月之後，他的臟腑平衡數值開始變得愈來愈大，自癒活動也以排寒為主，而且力度愈來愈大。從圖十五這張分析圖中可以看到一路上升的現象。

這是利用經絡檢測輔助養生的理想實例。從這個例子說明，氣血低落者的調養，需要很長時間才能看到改變。這一點和現代人要求馬上看到改變的效果，相去很遠。

其實身體的衰敗，是累積數十年的結果，以使用時間的十分之一來調養，是很合理的。這也是我常給朋友的建議，**用年齡的十分之一時間調養**。五十歲就準備五年，六十歲準備六年。事先有這樣的想法，就不會急著看到成效，才有機會真正把身體調好。套一句中國的老話，養生就要本著「只問耕耘，不問收穫」的精神，長期不懈地朝著健康的道路向前行。

養生實例二：憂鬱症調理

一個長期罹患憂鬱症的朋友，從正規的醫療到各種各樣的民俗療法，都沒有太好的進展，依然經常會想到不好的事，而且一進入憂鬱的狀態，就很長時間都出不來，感到非常痛苦。

以中醫的概念，憂鬱症和「思傷脾」有關，「思」就是想太多，而且想的都是不開心的事情。「思」又和悶氣有關，想到不開心的事，就像在生悶氣一般，常「思」的人，都有生悶氣的習慣。

怒氣是從心所發，由於屬於負能量，在五行圖中走的是相剋的途徑。怒氣從心轉到肺（如圖十六），肺無法承受怒氣，只能將其轉到下一個臟腑——肝。肝是人體承受怒氣

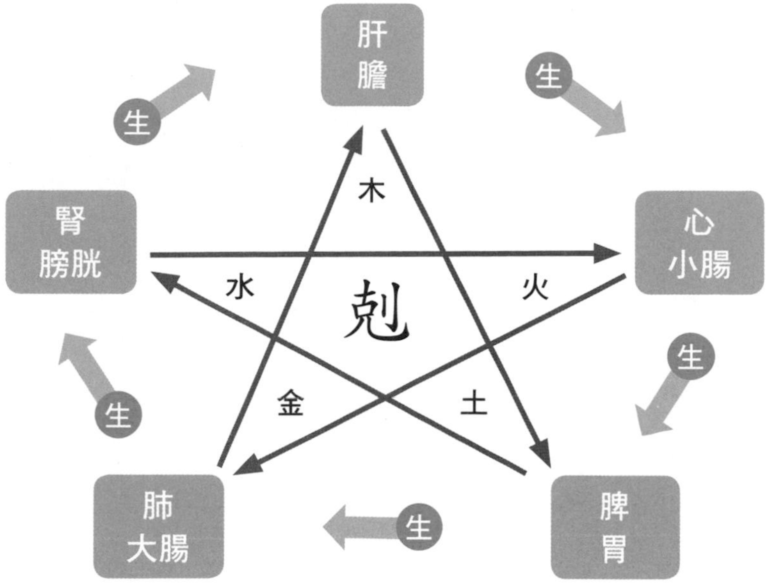

圖十六：五行生剋圖

的臟腑，多數怒氣的負能量由肝承受。生悶氣的情形，由於怒氣沒有完全發作，負能量就會再往下一個相剋的臟腑轉移，由脾胃承受。氣血高的人由脾承受；氣血較低的人則由胃承受，輕則形成淺表性胃炎，重則形成胃潰瘍。

因此，他的經絡檢測結果經常出現肝經和膽經數值偏高的生氣狀態，以及脾經和胃經數值偏低的胃自癒活動的狀態。前者傷胃，後者修胃，是他最常呈現的狀態。這種狀態從經絡檢測中充分顯現出一個創造疾病的現象。長期觀察下來，他完全理解他的胃和情緒之間的關係。

經過近一年的養生調理，期間每週用氣束能進行調理。當出現肝經和膽經數值均高的狀態時，就做肝的調理，並且配合背部膀胱經按摩，將積存在體內的肝膽濁氣（也就是情緒垃圾）排出體外，降低他的情緒慣性。

這些調理改善了他的睡眠，失眠次數減少許多。而睡眠的改善明顯提升了氣血，使他的氣色從暗沉轉為日漸明亮。

下圖分析了他三年的經絡檢測數據，可以發現在一年兩個月後，胃的自癒活動明顯減少許多，有幾個月從未出現，而且出現時自癒活動的數值也很低。後來有一段時間又陸續出現胃的自癒活動，但數值都不高，出現頻率也比初期少。到第三年，就很少再出現胃的問題。

這個分析對他有很大的作用。他反映還是經常身不由己的在腦中浮現出不好的事，因為長期的憂鬱症，使他對這種現象有恐懼感。我用數據告訴他，從表面上看，現在和以前一樣，腦中總是會浮現出不好的事，但是以前會造成胃的傷

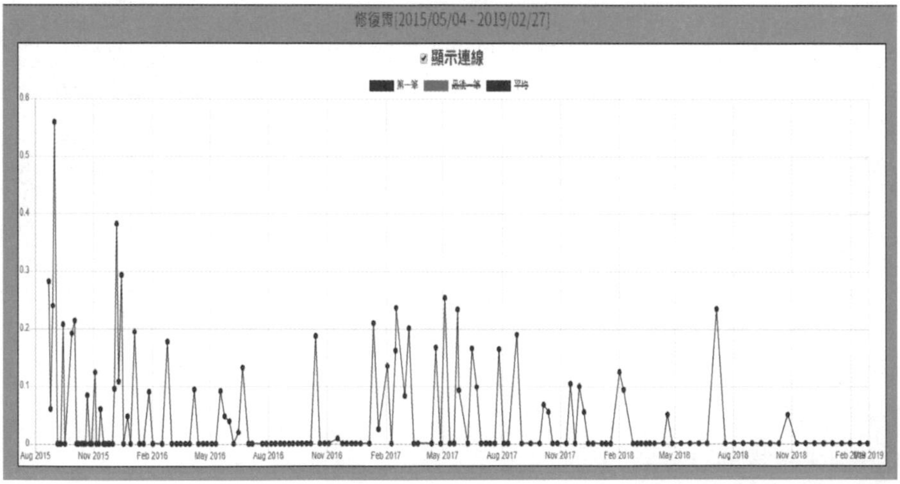

圖十七：憂鬱症三年進展分析圖

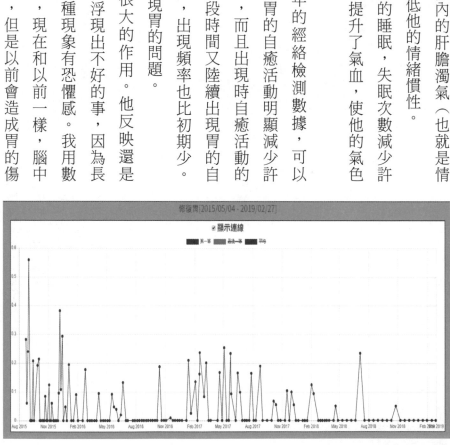

害，現在卻不會了，差別在於以前一進入那種狀態就出不來，時間長了就傷胃，而現在一進入那種狀態，一兩小時就跳出來，不再想了，這時根本還沒造成胃的傷害，是完全不同的狀態。這個分析和解釋，讓他充滿了信心，不再對那種狀態產生恐懼感。

養生實例三：老年人的腎氣提升

腎氣的高低和氣血的高低成正比，氣血的高低又和年齡的大小成反比。年紀愈大，氣血愈低，腎氣也愈低。

圖十八是一個重病初癒的老者做氣束能調理前後的分析。圖中紅色部分是調理前經絡檢測腎經的數值，綠色是調理後的數值。除了調理初期有一次腎氣下降的狀況，其他的數值在以氣束能

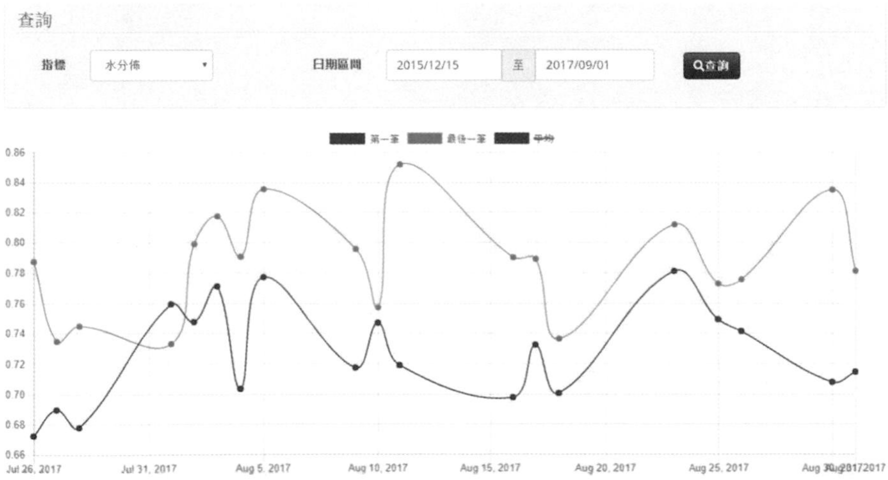

圖十八：老年人腎氣調理記錄

調理後，腎氣都能得到提升。

在使用效果方面，多數年紀大或身體虛的人，使用氣束能調理後都會有比較明顯的感覺。年輕人就不容易有感覺。主要是年輕人腎氣本來就高，沒有腎氣太虛的問題，氣束能提供額外的氣場能量，對它就沒有明顯感覺。老年人或身體比較虛的人，因為腎氣不足，氣束能輸入能量後，總體能量改善的比例相對較大，感覺就很明顯。

養生實例四：心臟電燒後遺症的改善

二〇一九年四月二十五日上午，一位兄長突然打電話說他心臟很不舒服，一夜無法入眠。每當快入睡時，就出現呼吸困難，他很擔心一睡不起。於是我請他到公司，先用經絡儀檢查，發現心經、心包經、肺經都異常的高，而且左右嚴重失衡。他的臉色顯得比以往暗沉，唇色略黑，看起來氣色很差。

我知道他去年曾經歷一場心臟病，是心室性心搏過速（Ventricular Tachycardia ,VT），用電燒手段（射頻消融術）改正了心電狀況。猜測當時電燒傷到的組織，經過了一段時間的調養，身體有能力將其進行修復。而最近氣溫升高，近似夏天，身體釋放了保溫的氣血，可調用的能量增加，才有能力開始做這項修復。這種修復的症狀，很容易被判定為心臟病復發。

在量測經絡後，我為他安排了氣束能的調理，主要是補腎氣。做了一小時，他感覺舒服多了。從圖十九(1)經絡檢測的比對中，可以發現臟腑平衡和平均能量值變化都不大，比較大的變化是心包經和肺經的實症降低了，而且左右失衡也改善了。他的喘可能和心包經堵塞及肺的問題有關。這兩條經絡改善後，症狀也就緩解了。

我建議他這幾天每天大量服用一種以青花素為主的草本強力抗氧化劑，因為身體正在修復心臟中的損傷，需要將大量養分送到傷處，再把修復產生的垃圾運送出來，最終從小便排出。抗氧化劑這類保健食品，可以提升血液運輸的效率，對於這種修復是很重要的助力。

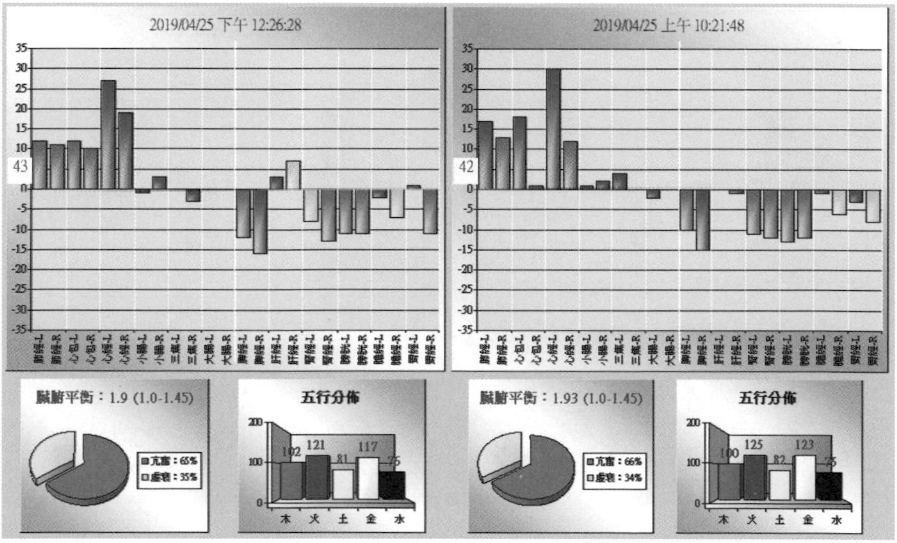

圖十九 (1)：第一天的調理前後比較。主要變化是心和心包的左右失衡改善，肺的實症下降。

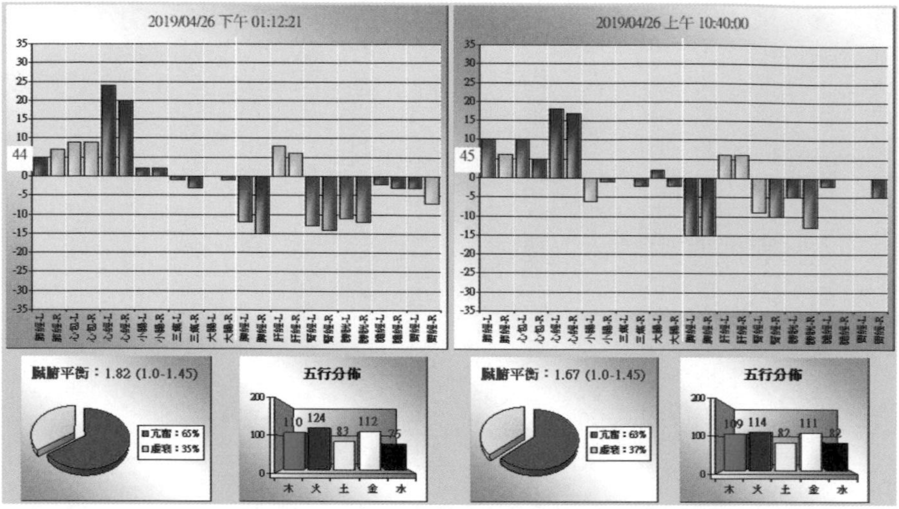

圖十九 (2)：第二天的調理前後比較。調理後平衡變差，而且肺和心包的左右失衡改善。說明調理過程中，自癒系統對於心肺進行了修復。

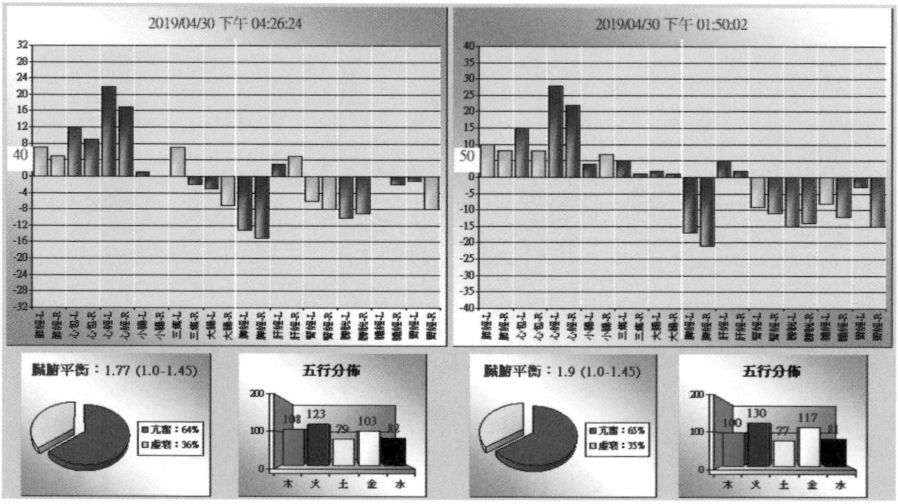

圖十九 (3)：這張圖的平均能量值從調理前的 50，下降到調理後的 40。說明身體將總體能量調用了 10 的數量進入修復的器官中。通常修復仍需要一段長時間才能結束。修復尾聲時，臟腑中用來修復的能量會返回經絡，平均能量值會升高。

當天回家他一晚沒睡，狀況和前一天差不多。

第二天再來做調理，調理前檢查發現心經的左右失衡改善了，但心包經和肺經仍存在著左右失衡，只是情況有比前一天好。這天做了兩小時氣束能調理，過程中他感到很煩躁，幾乎坐不住，很不舒服，直到快結束時才好一點。不過，從圖十九(2)的檢測結果來看，總體狀況比前一天好。

接著週六開始連續三天，我請他白天做兩小時調理，晚上到我公司住，不舒服就坐到氣束能椅上，把機器打開。週二（四月三十日）再看到他時，他的臉色已經好多了，入睡時也不再會呼吸困難。圖十九(3)是當天調理前後的檢測結果。估計身體透過自癒活動，已將去年電燒的傷口修復得差不多了。但依照我們的經驗，可能還要一段時間排除那些組織修復所留下的垃圾。

週三（五月一日），距離第一次出現不適已近一週，他的臉色明亮了許多，唇色從本來的暗黑進步到健康的色澤，除了走路還會喘之外，坐著或躺下都沒有不適。最重要的是，睡眠恢復正常，不再有呼吸困難的問題。

這一天再做兩小時氣束能調理，過程中又出現短時間的煩躁感。本來平衡的經絡檢測圖，在療程後又變成了不平衡，說明身體仍在進行傷處的修復，也就是所有症狀還在持續改善中，現在的些微不適仍有改善空間。

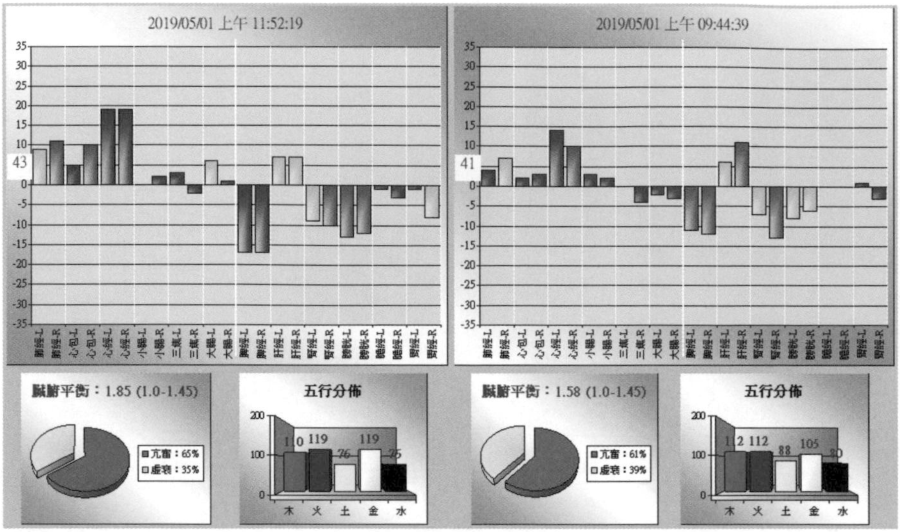

圖十九 (4)：調理後臟腑平衡變差，說明調理過程中，身體仍然進行了修復，可能在肺和心的部位，肺、心包和心的實症都升高。

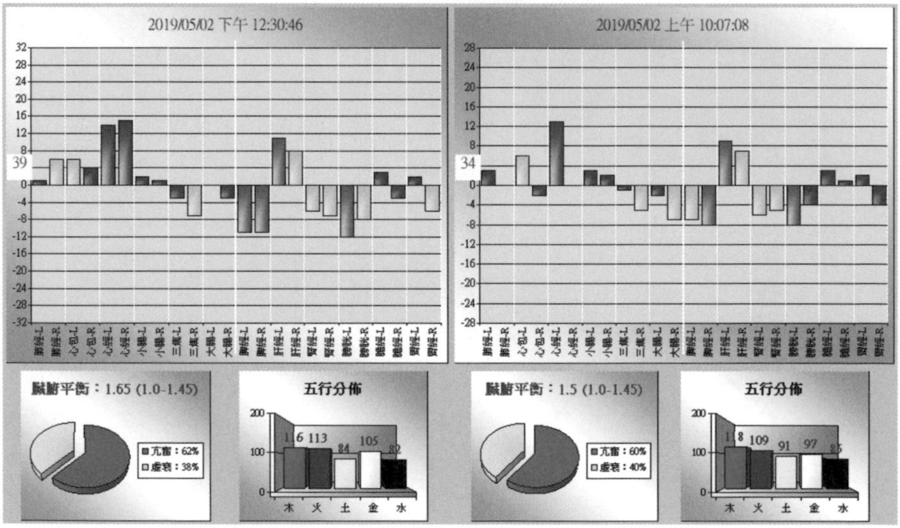

圖十九 (5)：調理後臟腑平衡變差，說明調理過程中，身體仍然進行了修復，可能在肺和心的部位，肺、心包和心的實症都升高。

很高興我們的設備能夠幫助他解決了問題。氣束能的作用，就是迅速提升身體的自癒能力，幫助身體修復體內的損傷（圖十九⑷和圖十九⑸）。

猜測這次的自癒，可能在上次電燒的組織下長出新的組織，再將廢棄的組織透過血液和體液排出體外，過程中需要利用大量血液把修復的材料送到損壞的部位，再把修復產生的垃圾送出體外。

在損傷部位周圍，突然有大量物質需要輸送，就造成了許多的不適。氣束能產生的能量，配合大量服用抗氧化劑，快速提升血液運輸的效能，才能在很短的時間緩解身體的不適。

接下來這幾張檢測圖（一四六至一四八頁），是後續幾天調理的記錄，從圖中可以明白，心臟問題已經緩解，不再是自癒活動的重心。

這個案例，說明養生調理可以利用經絡儀檢測，一邊調理一邊觀察身體的變化，所有變化均在掌握中。

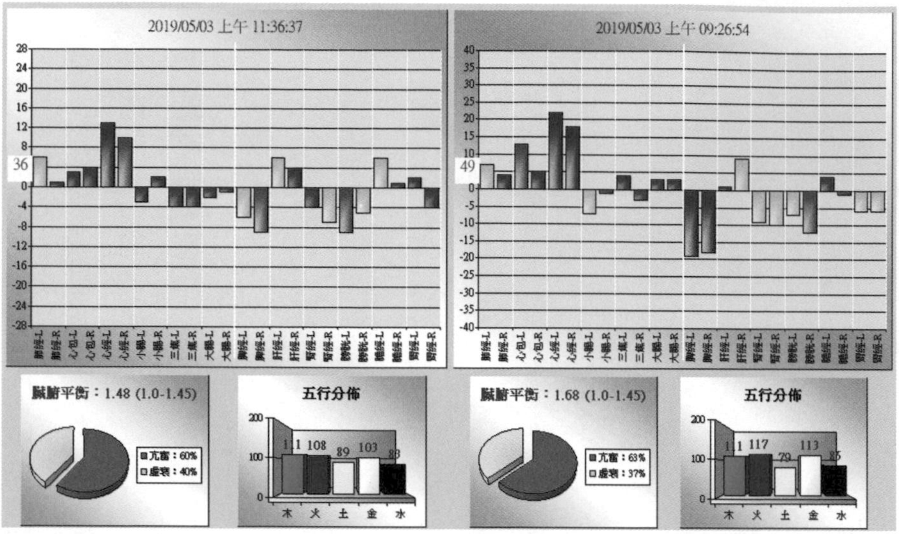

圖十九 (6)：調理後平均能量值從 49 下降到 36，我們的經驗是能量從經絡移到臟腑中進行修復。說明修復還需要一段時間。調理前後臟腑平衡下降了許多，這種變化比較容易入睡。

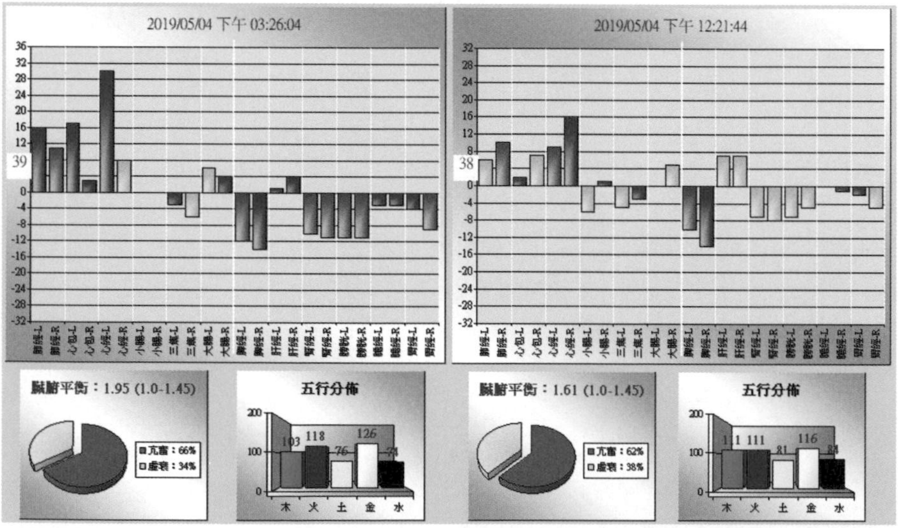

圖十九 (7)：調理前後的平均能量值變化不大，但臟腑平衡從 1.61 升高到 1.95，說明在調理過程中，身體的自癒活動非常積極進行。但身體並沒有太大的不適，因此修復的可能是比較小的問題。

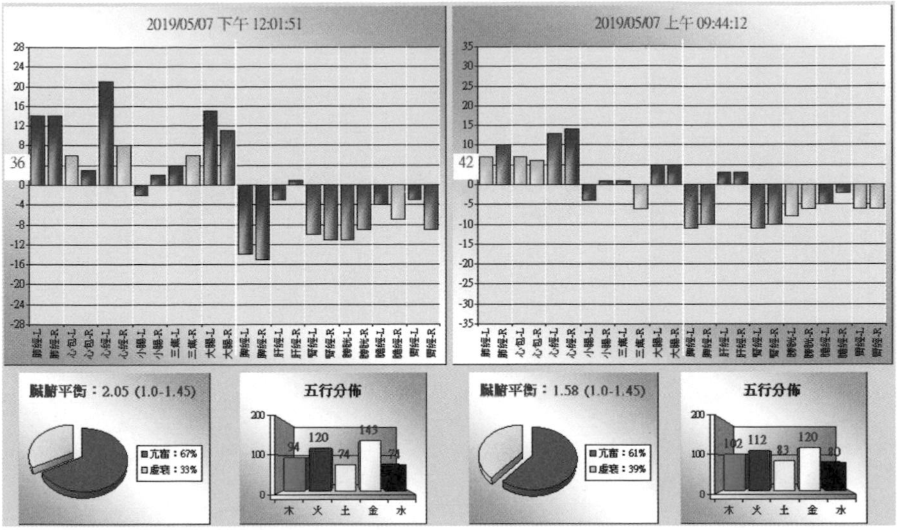

圖十九 (8)：和 5 月 4 日的過程類似，只是波動更大些。說明在調理過程中，自癒活動積極。

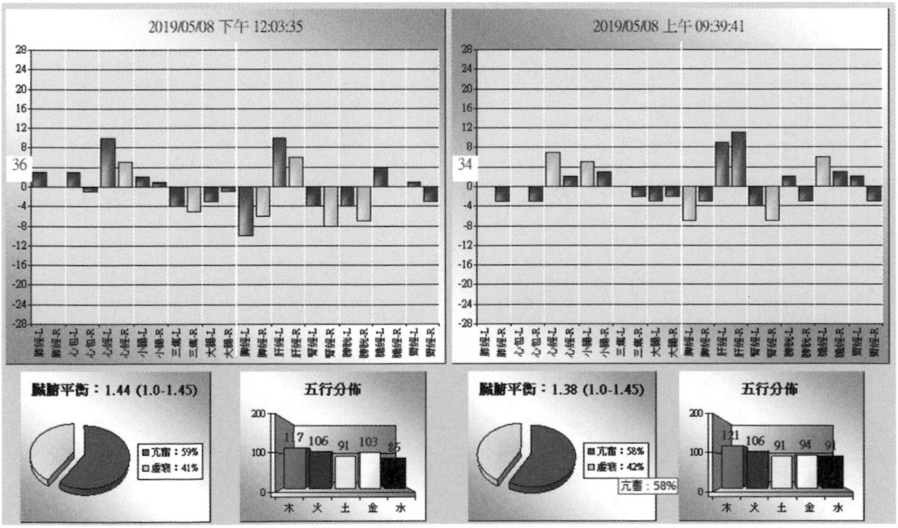

圖十九 (9)：和前兩次完全不同的圖形和變化。在調理前後，臟腑平衡都很好，達到正常的水準。但在調理過程中仍會出現胸悶及不適，說明在氣場能量供應下，身體仍需再進行修復。

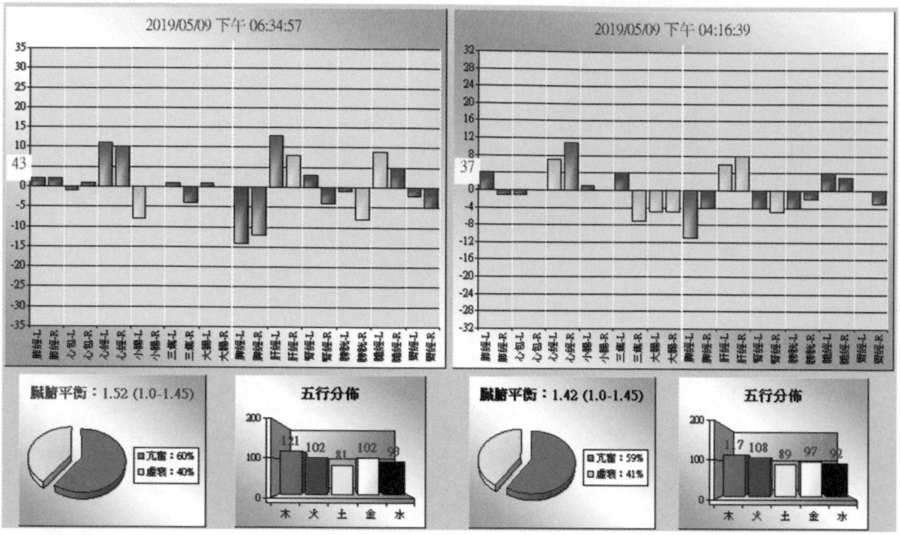

圖十九 (10)：從檢測圖看來，身體的自癒活動暫時轉移至胃。說明心臟的問題已經不會對生命造成威脅，自癒活動回到正常狀態。

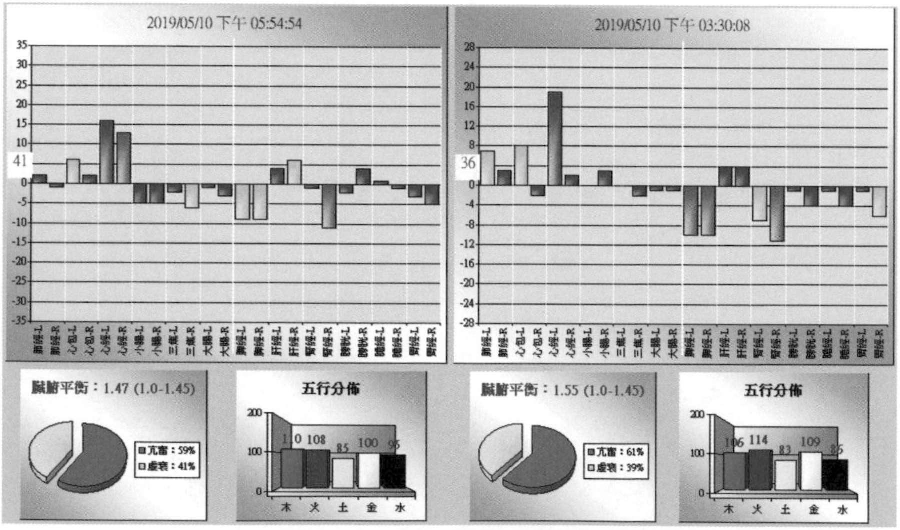

圖十九 (11)：似乎在前天睡眠中，身體又開始修復心臟的問題，但胃的問題仍在持續進行。在調理後，心臟的自癒活動略有下降，但仍未結束。

chapter 17

經絡檢測和節氣的影響

氣溫對人體的影響是中醫很重要的特點，氣血能量是中醫最重視的一個元素。在《黃帝內經》的〈四氣調神大論〉中，對於一年四季身體的變化有詳實的說明。

春溫 vs. 春生

春天是肝升發的季節，主要是剛從冬天到了春天，氣溫從低走向高，冬天低溫時身體把大量血液用來保暖，到了春天，這些保暖的血液釋放了出來，進入肝臟，而肝臟的血液多了，就會先清理冬天肝臟積存的垃圾。冬天身體沒有過多能量可以處理的寒氣，也在這個季節利用多出來的血液進行排寒，因此春天有許多人出現感冒或過敏性鼻炎徵狀。這時的經絡檢測顯現最多的是排寒現象。在這個季節裡，除非身體正在處理更為嚴重的損傷，多數人檢測的結果，圖形的格局相似，只是數值有高低之分。最常見的是胃潰瘍或胃裡的炎症，這些炎症的自癒，身體會優先進行。

夏熱 vs. 夏長

夏天氣溫比春天更高，身體所有保暖的血液全數釋放出來，可以調用來修復的能量更多，可同時修復多個器官。需要大量能量修復的心臟，只有在這個季節才能修復。在其他季節，多數情形每天只修復一至兩個臟腑，但在夏天由於身體的能量豐富，一天可以修復多個臟腑，最常出現上實下虛或上虛下實的圖形。檢查結果是上實下虛的圖形，可能身體正在修復脾（胃）和腎（膀胱）和心（小腸）三個系統；如果是上虛下實的圖形，可能身體正在修復肺（大腸）和肝（膽）。夏天經常在這兩種圖形之間變化。

秋涼 vs. 秋收

秋天氣溫下降後，經絡檢測的結果又回到類似春天的狀況，多數人的經絡檢測圖又開始出現以排寒為主的現象。

冬寒 vs. 冬藏

冬天則進入冬藏的現象。

冬藏的體現與因應

寒流期間多數人做經絡檢測時，圖形都大同小異，特點是肺經、三焦經和大腸經都是虛症，這是平時（氣溫較高時）排寒的圖形；肝經和膽經均是實症，這是平時生氣的圖形。

當氣溫較高時，如果肺經、三焦經和大腸經都是虛症，正常的解讀是身體正在排寒。排寒的現象是身體集中大量氣血在肺，形成肺熱，再將肺中的寒氣排出。但寒流來襲時身體若處於肺熱狀態，這時對肺熱的理解就不是為了排寒，而是為了因應外界低溫環境的應變措施。

寒流時氣溫很低，吸進肺裡的冷空氣很容易對肺造成寒氣的傷害。因此，這時身體把大量氣血集中在肺裡形成的肺熱，並不是為了排寒，而是用來防止肺部受到寒氣的傷害，應該理解為身

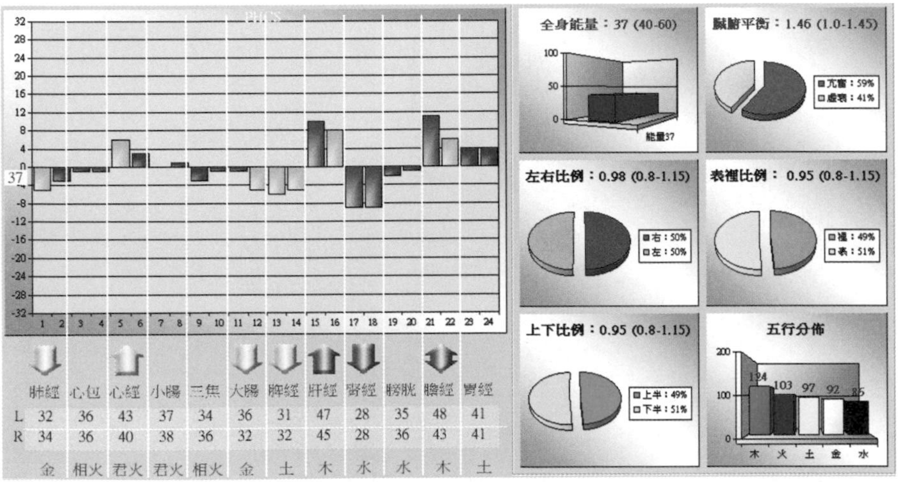

圖二十：冬天寒流來時「冬藏」的典型經絡檢測圖

體的抗寒措施。這樣才能合理說明每次遇到寒流來襲，多數人都會出現相同經絡檢測圖的現象。

另外肝經和膽經的實症，可以解讀為肝熱。在正常氣溫下，這種圖形代表的是肝氣鬱結的狀態。但是在寒流期間就應該代表著其他的意義。

當身體處於肝熱時，氣血會充斥於體表，比較不怕冷。在正常氣溫下，許多肝熱現象的人做了氣束能的腎調理，會很快使頭頂百會穴降溫，通常這是泄除肝熱的現象。這時在攝氏二十五度的空調房中，身體多半會感覺突然變冷。這種變化說明了肝熱會使人的耐寒能力提升。因此寒流出現時，身體刻意調整為肝熱的狀態，增加體表的氣血，來提升身體的抗寒能力。

身體的能量集中在體表和肺抗寒，這時就沒有多餘的能量進行修復，因此冬天身體的自癒機制幾乎是靜止的，《黃帝內經》才會說身體在冬天處於冬藏的狀態，利用肺熱和肝熱把身體隔絕在寒冷的環境中。

寒流期間如果氣溫突然升高，身體不會立即改變這種肝熱和肺熱的狀態，這時的肺熱就會將肺裡的寒氣排出，而從抗寒變成了排寒。兩者的經絡檢測圖是相同的。這就說明為什麼寒流期間氣溫變化，很容易出現感冒徵狀。常常一躺進被窩就打噴嚏，這是身體突然熱了，把先前進入身體的寒氣排出來的現象。

在寒流期間做經絡調理或氣束能調理，進入身體的能量，多半用來強化身體的抗寒能力，不會移做修復其他器官之用。所以在調理前後，經絡檢測圖的平均能量值可能出現高低變化，但整體的圖形格局不會出現太大的變化。

這個現象有點像古代城市不打仗時，城市會做各種建設。一旦進入戰爭，則所有建設停止，資源全部投入抗敵。寒流期間，身體把所有能量均投入抗寒，各種修復的自癒行為就少了。

因此，寒流期間的保暖很重要。當穿得不夠暖時，身體會將大量血液調到胸腔進行重要器官的保溫，這時身體可以調用的能量就大幅減少。從中醫觀點，這種情形相當於氣血下降了。而氣血的高低和老化成反比，愈老氣血愈低，血液總量愈少。這種因氣溫下降而降低氣血的現象，實際上相當於老化了。

也就是在寒流期間，多數人都老了許多歲。許多本來更老會出現的徵狀，寒流期間會提前出現，例如心血管疾病、關節疾病等。寒流期間老年人心血管和其他疾病發病比例增高，都是相同的原因。

面對這種情形，老年人在寒流期間最好住在有暖氣的房子，經常保持室內在較高的溫度，盡可能少出門，常待在家中能晒到太陽的房間。在太陽沒出來之前，或室外氣溫太低時，應避免出門，而且隨時都應該穿著保暖，避免暴露在低溫環境中。

chapter 18

氣血檢測是下一步需要開發的儀器

氣血能量代表的是一個人整體的健康狀況。由於人體的異常和不適，有時是自癒活動創造出來的結果，因此要終止這種異常和不適有兩個方法：一、提升身體能量；二、降低人體氣血能量。

採用第一個方法提升身體能量，隨著能量提升，自癒能力也會跟著提升，身體會較快完成修復。當修復完成了，異常和不適就自然消失。

至於第二個終止徵狀的方法，降低人體氣血能量，會使身體失去修復的能力，這時修復也會終止，徵狀就消失了。

如果存在量測氣血能量的方法，這兩種方法從表面上看，雖然徵狀都終止了，但是從氣血能量的變化，很容易就能看出兩者的差別：完成修復消除徵狀的方法，結果人體的氣血能量會升高，是改善健康的方法；而終止修復消除徵狀的方法，就可能會使氣血能量下降，是傷害身體的方法。

在養生方面，現在比較大的問題是，實施了某種養生方法一段時間之後，除了找到具有望診能力的中醫師之外，幾乎沒有任何方法驗證自己身體是否真的改善了。

許多慢性病的治療方法，重點在消除徵狀，雖然達到了消除徵狀的目的，卻可能傷害了身體。最為大家熟悉的化療就是一個例子。另外還有一些不當的減肥手段，達到了減肥的目的，卻也傷害了身體。如果存在氣血量測的手段，能夠檢測出治療手段對身體傷害的大小，便可提供醫生們做決策時有更好的選擇。

氣血量測設備的出現，可能會對現有許多視為當然的常識造成衝擊。例如，多數常出現小病的人，可能比某些從來不生病的人，擁有更高的氣血能量。此外，許多現有的治療方法，也可能因其造成長期氣血能量下降而被質疑。這種質疑可能會有兩個方向，一個是質疑這種新的檢測方法，另一個是質疑原有的治療手段。

Part 5

反饋篇

・養生心得分享

chapter 19

失智症的案例解析

從開始學習中醫養生，至今已二十多年了，每隔一段時間總能得到一些心得。我們在過去五年，研究經絡儀和氣束能的應用，建立了一個包含經絡檢測和氣束能輔助的諮詢服務，先後服務了超過兩萬人次，發現一如長期以來科學研究的理解，生活形態和情緒性格，是現代慢性病的主要原因。

回顧這段時間的工作，發現我們諮詢的重點在教人們如何透過生活的改變，建立一個能夠獲得健康的生活方式。特別是年過六十之後，因應退休後更多的休閒時間，在心境和作息上的調整，讓自己和家人都能更輕鬆而健康的生活。

最近在《天下雜誌》網站上看到一篇文章〈阿茲海默症有救了?讓醫生也驚奇的逆轉失智療法〉。阿茲海默症（一般常稱為老人失智），在醫學上被認為很有可能是一種代謝疾病，有學者甚至稱它為「第三型糖尿病」，儘管每年全球學界投下大量的資源研究，目前為止我們對阿茲海默症仍沒有有效的療法，雖然藥物能改善相關徵狀，卻無法治療失智症本身。但是在二〇一四年，《老化》（*Aging*）期刊發表了一篇文章，竟然有一位加州大學的學者**Bredesen**宣稱失智症可以被逆轉。

這篇文章中分享了幾位接受治療計畫患者的故事，其中有個案例是關於一位婦人成功戰勝失智：

這位六十七歲的婦人，發覺自己過去兩年記憶力越來越糟，無法勝任需要耗費腦力大量分析的全職工作，因此被迫考慮辭職。

她常發現自己念到一份文章的結尾時，竟然已經不記得開頭在說什麼，時常要反覆念同一段文字。後來她的情況惡化到記不住超過四位的數字，一定得把它們寫在紙上，否則一下子就忘記了。

婦人甚至會在從公司回家的路上迷路、搞混家中寵物的名字、忘記家裡電燈開關在哪裡。她有一位朋友知道了這個情況，便建議她去接受試驗性的療法。

而在接受治療後三個月，婦人注意到自己失智的徵狀明顯消退，現在她可以開車不迷路、記住電話號碼，還能輕鬆做好她的工作。接受治療後的兩年半，她滿七〇歲了，仍然堅守在自己的工作崗位上。

而究竟故事中這位婦人接受了什麼樣神奇的療法，竟然能夠戰勝讓醫生們束手無策的失智症呢？

文章裡面也列出了婦人的治療內容：

- 去除飲食中的精製碳水化合物，這讓婦人減去了9公斤。
- 禁吃加工食品與麩質（gluten），多吃蔬菜水果和野生魚類。
- 開始學習瑜伽。
- 一天兩次冥想，一次二十分鐘。【近似氣功療法，啟動臟腑自癒】
- 每晚服用褪黑激素（melatonin）。【改善睡眠品質，符合扶正療法】
- 每晚睡滿七至八小時。【提升氣血，符合扶正療法】
- 補充維他命 B_{12}。【提升脾系統的能力】
- 補充維他命 D。【改善鈣的吸收，利於疏通經絡，符合祛邪療法】
- 服用魚油。【幫助清除血中油脂，符合祛邪療法】
- 補充 CoQ10。【改善心包經的疏通，提升心脾的效能】
- 加強口腔衛生，使用電動牙刷、牙線。
- 與醫師討論後，重新開始荷爾蒙補充療法（HRT）。
- 每天禁食至少十二小時（早餐與晚餐之間空腹至少十二小時）。
- 每週運動四到六天，每次三十分鐘至一小時。

沒有尖端科技開發的神奇新藥，僅靠著多重生活形態改變、營養補充，婦人竟然成功擊敗了失智症。

在前面列的治療內容中，我用綠色字加註了用中醫養生概念理解的各種功效。這個案例說明，就算沒學過中醫的人，只要讓自己的生活更趨近於自然規律，就能做出符合中醫理論的養生方法。

這些方法，提升了人體總體的能量，排除了經絡中的垃圾，也提升了臟腑的能力，自癒能力自然提升，最終自癒能力去除了失智症。

面對這個案例，沒有中醫概念的主流醫學專家們，找不出疾病改善的原因，但是從中醫養生的理論很容易就能看出真正原因，同時也能將之複製在其他相同疾病的病人身上。她使用的都是中醫扶正和祛邪很基本的方法，再加上提升主要臟腑的能力，沒有什麼特別困難和專業的手段，人人都能輕易複製。

chapter 20

「追求完美」的性格傷害

「望子成龍、望女成鳳」是華人家庭教育長期以來的特色，結果造就了大量「追求完美」性格的成人，許多慢性病也都和這個性格有密切關係。例如，最常見的胃潰瘍，就是典型追求完美性格創造的疾病。

在大量檢測經絡的經驗中，胃潰瘍患者常見的圖形有兩種（一六四頁附圖），一種是肝膽均高的圖，這種圖出現時，顯現出當下正處於壓力或情緒波動中。壓力或情緒波動，是創造胃潰瘍傷害的主要根源，因此這種圖也可以說是身體正在「傷胃」，通常不會感覺到胃部不適。

壓力和情緒波動，主要根源來自於「追求完美」的性格。這種性格的人，對人和事的要求很高，趨向於完美。但是世事多半無法達到完美的水平，在過程中才會創造出源自於自己的壓力和情緒波動。也就是這種傷害源自於性格，只要性格沒有調整，傷害就會不斷的發生。

在「傷胃」的經絡檢測圖（圖一）出現後幾天，會出現另外一種脾胃均虛的圖（圖二）。根據經驗，這種圖出現時，表示身體的自癒機制正在修復胃部損傷。也就是身體正在「修胃」，多半的胃痛或胃部不適都出現在這個時候。因此，「傷胃」時人是沒感覺的，只有在「修胃」時才會出現胃痛或胃部脹氣。

◆

胃痛時多半是身體正在修復胃的潰瘍性傷口，這是我們在量測經絡過程中發現的。長期以來，從來沒有人胃痛時被醫生告知疼痛是身體修復胃部損傷造成的。修復造成的不適，只要停止修復，不適就會消失。而停止的方法有兩種：第一種是幫助身體完成修復；第二種是中斷身體修復。

由於幫助身體完成修復所需要的時間較長，又不容易預估，而中斷身體修復比較容易且快速，醫生做了幾次，很容易預估出需要多少時間就能不痛，長期下來中斷身體修復的方法就成了主流。

這種中斷的方法，沒有真正消除胃的損傷，只是暫時的中止修復。當身體能量回升，有能力再進行修復時，會再啟動相同的修復，再創造相同的不適，形成另一個新的循環——修復造成了疼痛，中止修復的治療消除了疼痛。調養提升了能量，再一次啟動

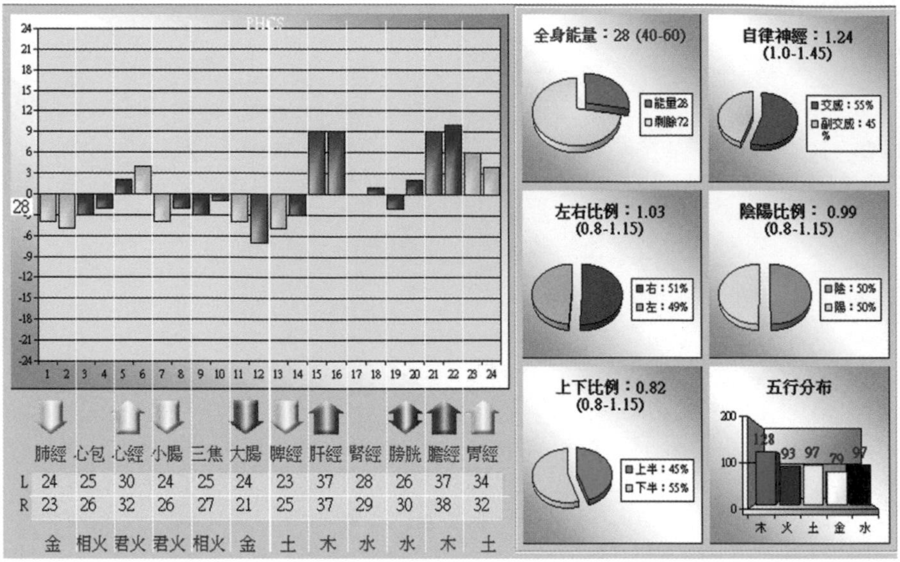
全身能量：28 (40-60)
自律神經：1.24 (1.0-1.45)
左右比例：1.03 (0.8-1.15)
陰陽比例：0.99 (0.8-1.15)
上下比例：0.82 (0.8-1.15)
五行分布
肺經 心包 心經 小腸 三焦 大腸 脾經 肝經 腎經 膀胱 膽經 胃經
L 24 25 30 24 25 24 23 37 28 26 37 34
R 23 26 32 26 27 21 25 37 29 30 38 32
金 相火 君火 君火 相火 金 土 木 水 水 木 土
木 火 土 金 水

圖一：傷胃（肝膽均高）的經絡檢測圖

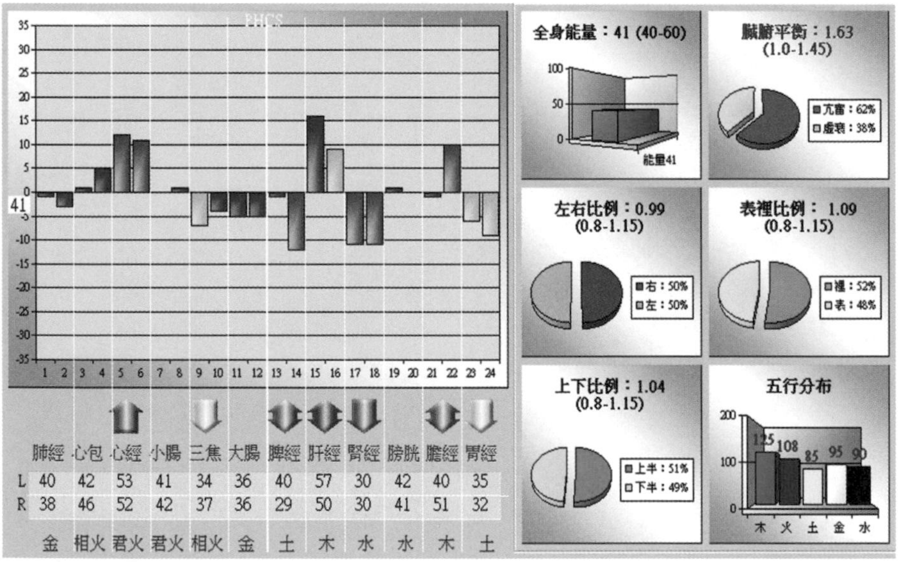
全身能量：41 (40-60)
臟腑平衡：1.63 (1.0-1.45)
左右比例：0.99 (0.8-1.15)
表裡比例：1.09 (0.8-1.15)
上下比例：1.04 (0.8-1.15)
五行分布
肺經 心包 心經 小腸 三焦 大腸 脾經 肝經 腎經 膀胱 膽經 胃經
L 40 42 53 41 34 36 40 57 30 42 40 35
R 38 46 52 42 37 36 29 50 30 41 51 32
金 相火 君火 君火 相火 金 土 木 水 水 木 土
木 火 土 金 水

圖二：修胃（脾胃均虛）的經絡檢測圖

修復，修復又創造疼痛……。來來去去處理同一個損傷，花了大量的時間和金錢，卻在原地踏步，損傷一直沒有被修復。

這種「傷胃」和「修胃」的循環，源自於「追求完美」的性格。多數人並不知「追求完美」性格與「壓力和情緒波動」的相互關係，更不明白這是傷胃的真正原因，總以為是吃東西造成的問題，就算胃痛了幾十年，也從來不覺得自己需要調整性格。

在我們量測經絡的過程，很容易就看到這種性格的人，他們的經絡圖不斷地在「傷胃」和「修胃」中擺盪，第一週「傷胃」，第二週「修胃」；第三週又「傷胃」，第四週又「修胃」……，就這麼周而復始的不斷循環，成了長期無法痊癒的慢性病。這種情形不一定是一週一週的變化，有時是兩三天一變，每個人情形不同。

◆

通常氣血回升初期，身體會修復較大的問題。氣血剛開始回升，氣血不高，修復能力不強，而問題較大，因此初期的修復週期較長；隨著氣血持續提升，以及大問題逐漸解決，需要修復的問題較小，修復週期會愈來愈短。這種修復工作，只要性格沒有調整，「傷胃」的行為沒有消失，「修胃」的現象必定也會不斷出現，胃痛也就反覆出現。

脾虛時，由於脾臟忙於修復，擱置了排水工作，容易出現心包積液過多的現象。這時就容易感到胸悶，這種生理現象會讓人的情緒有抑鬱的感覺。經常如此，容易發展成憂鬱症或抑鬱症。這也是中醫情志理論中「脾主思」的概念，可以說「追求完美」可能也是憂鬱症或抑鬱症的根本原因之一。

心包積液過多，會影響心臟的效能，進而降低所有臟腑的能力，這時可以透過簡單的「心包經按摩」（請參考《人體使用手冊【實踐版】》第15章）快速改善。因為按摩心包經，可以快速排除過多的心包積液，而心包積液消除了，所有臟腑的能力都會提升，包括脾的能力也會提升，抑鬱的感覺就會很快消失。

這種心和脾的關係，一如中醫五行理論中的「**脾虛則補其母**」。脾屬土，心屬火，火生土，脾虛從心解決，即按摩心包經改善心的效能，進而改善了脾虛問題。

◆

面對這些追求完美性格，苦於無法跳出傷胃和修胃循環的朋友，首先建議他們**修正人生的方向，從追求完美調整為追求開心**。我常問這類朋友一個很簡單的問題：

「你有多久沒有真正的開心？」

這是許多人從來沒想過的簡單問題。也有許多人猛然聽到這個問題，眼淚就掉了下來，他們真的很久不知道開心的滋味了。

追求完美，卻長期達不到完美，讓自己長期處於壓力和不開心的狀態，生命呈現的是最不完美的狀態。追求事物的完美，卻付出了生命這種不完美的高額代價，是大多數追求完美性格的人從來沒想過的結果。

追求完美所創造的疾病可能很多，如前述的**胃潰瘍**。從養生的概念，**淺表性胃炎**和**胃食道逆流**的病因和胃潰瘍相同，只是程度上的差異。另外，**痛風**、**乳癌**、**大腸癌**、**子宮肌瘤**、**胰臟癌**、**淋巴癌**、**白血病**、**憂鬱症**、**重症肌無力**等，這些疾病可能也都和追求完美有關。

看到這麼多可怕的疾病都和追求完美性格有關，就能明白追求完美的代價有多高，而這些病在當前的醫學環境下，都是缺乏痊癒技術的疾病。

chapter 21

對於「脾主思」的全新理解

中醫書中對情緒的說明不多，最常見的就是「心主喜，肝主怒，脾主思，肺主悲，腎主恐」這段說明，幾乎沒有書籍進一步闡釋更深一層的內容，只能靠自己慢慢摸索和理解。在觀察了大量追求完美的人群後，我們對脾主思有全新的理解。

根據我們檢測的經驗，怒氣、急躁和壓力，對身體的傷害是相同的。這些傷害從經絡檢測中，都會看到創造肝膽實症的肝氣鬱結（參考一一五頁）徵狀。脾胃常有問題的人，即是前述有追求完美性格的人，這些人傷害身體的並不是思，是悶氣的怒。只是這類性格的人，習氣上常會思慮過度、想太多，而且常是負面思考的模式。也就是這類性格的人，習氣上常陷入思的狀態。但脾胃受到的傷害則是悶氣形成。

圖三是怒氣傷害的五行分析圖。中醫概念裡各種情緒的起點都是心，憤怒的情緒屬

於負能量，在五行圖中走的是相剋的途徑。心屬火，火剋金，肺屬金，憤怒情緒發出之後會先轉到肺，正常情形當身體氣血能量不是很低時，這個負能量會轉到肝，肝是再生能力最好的臟，怒氣的傷害主要由肝承受。

如果氣血很低的老人或重病患者，沒有足夠的能量將負能量轉到肝，直接由肺承受，很容易出現肺積水，某些重病患者就可能因而致命。另外，有些人用忙碌來忽略這種怒氣，則可能由大腸承受。

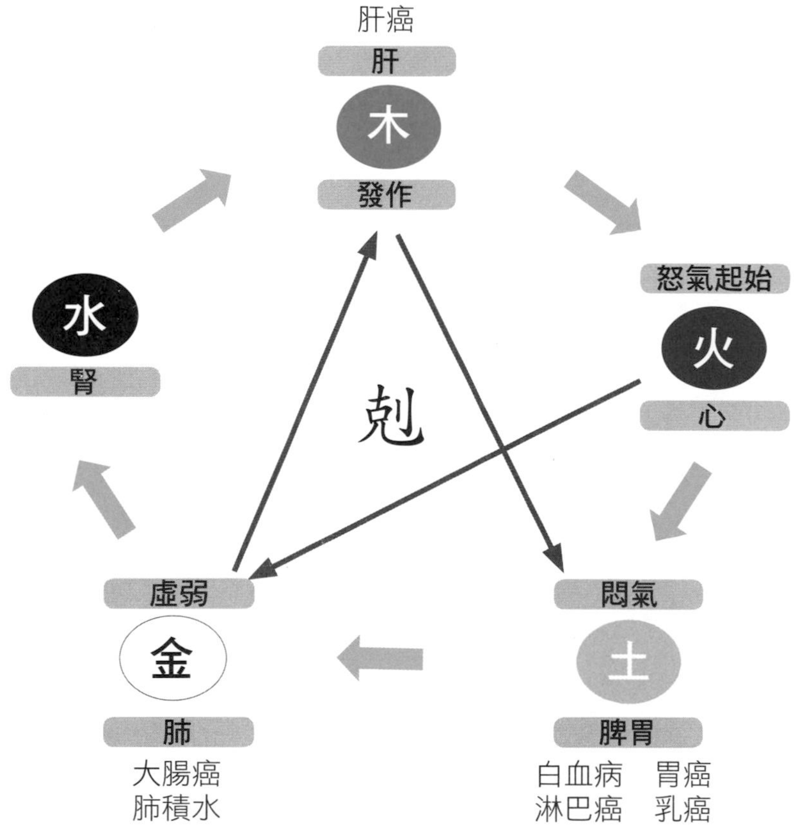

圖三：從五行分析圖看不同發怒形式傷在不同的臟腑

悶氣是隱忍的怒氣，由於沒有完全發作，負能量也沒有完全由肝承受，保留了一部分循相剋途徑轉到肝的下一站，即脾胃。氣血能量足，由脾承受，容易造成白血球過多或淋巴的異常；氣血低，則由胃承受。

通常追求完美的人，遇到事情總是想很多，而且多數是負面思考，經常回憶的也多數是生命中負面的事或人，很容易形成經常想負面事的習氣，因而形成易「思」的特質。雖然如此，但追求完美造成脾胃的傷害，主要仍是隱忍的壓力或怒氣。

chapter 22

追求完美性格調整的實例

圖四是一個利用經絡檢測及經絡調理方法，改善追求完美性格調整過程中，經絡檢測結果的分析圖。嚴格來說，這個案例已呈現憂鬱症的狀態，經常陷於失控的負面思考之中，胃潰瘍成為長期無法擺脫的慢性病。

改善的方法：一方面**利用經絡檢測**，讓患者了解他的某些行為正在不斷創造胃的傷害，同時理解他的身體並不如他自己本來認定的那麼差，仍然有自癒的能力，經常進行胃的修復，才造成他胃部長期不適；另一方面**利用包括按摩在內的經絡調理技術**，幫助他排除經絡中積存的大量怒氣所產生的肝膽濁氣，也就是情緒垃圾。

◆

情緒垃圾積存愈多，愈容易產生憤怒的情緒。排除了情緒垃圾，降低了情緒慣性，情緒調整會變得容易些。

當他從經絡檢測中了解他每天的傷胃行為之後，慢慢的對那些行為開始產生警覺性；對許多本來在意的事，也開始不再那麼在意；生氣的機會開始減少，傷胃和修胃的次數跟著減少，間隔時間拉長；睡眠也開始有了改善。

改善睡眠這一點非常重要。當睡眠改善了，氣血才能提升，而氣血提升後，心包積液過多的機會減少，生理因素產生的鬱悶情緒也會減少。

本來一陷入負面思考會持續很長時間，由於這些外在因素的改變，使得持續時間變成幾個小時，在負面情緒還沒有造成胃的傷害之前，他已經放下，停止了負面情緒的持續發展。傷胃和修胃的循環開始停止，便進一步減少了因心包積液過多而造成胸悶產生的負面情緒。

下面這張圖是從觀察患者修復胃的狀況，來看他整體健康改善的進展。分析圖中的縱座標顯

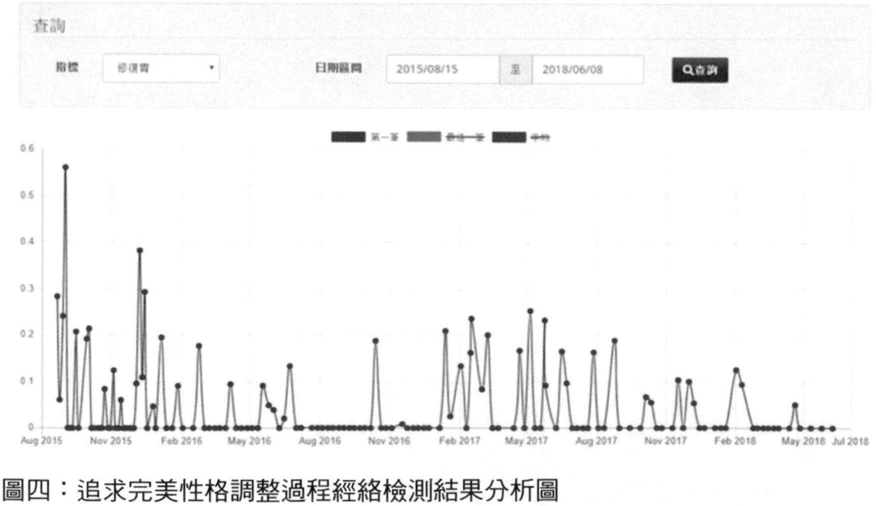

圖四：追求完美性格調整過程經絡檢測結果分析圖

現的是修復胃的強度，橫座標則顯現的是時間。他每週量測和調理一至兩次，整個療程起始於二〇一五年八月，到了二〇一六年二月已開始顯現出明顯的改善，同年八月，幾乎有半年都很少出現胃的修復，可以說這段時間他的情緒非常平穩；二〇一七年二月到二〇一八年二月，雖然出現一些胃的修復，但密度和初期比較少了很多，強度也較低。他整個人的氣色和情緒都比原來好了很多，人也變得年輕些。最重要的是，他本來惶惶不可終日的情緒已經完全消失。

◆

從這個例子可以了解，這種涉及性格調整的養生和調理，都需要以年度計算的漫長時間，耐性的去做調整。其中儀器檢測數據的顯現，讓患者明白其疾病的成因，並且了解去病的主要關鍵在於他自己行為的改變。

工作，追求完美努力過，否則不會成功。
生活，得過且過輕鬆過，否則不會健康。

我在職場工作許多年，明白「追求完美」是職場上成功必備的特質，但伴隨這個特質而來的是長期的壓力，以及失去的健康。如果回到家中能立刻去除追求完美的慣性，改換成比較隨性的輕鬆特質，就能使工作和生活得到「勞逸結合」的效果，把工作帶來的壓力在家中充分放鬆卸除。

我認得一些工作上很成功的朋友，他們往往把工作中的那套完全帶回家，便成了下列兩句：

工作，追求完美努力過，事業成功。
家庭，追求完美努力過，家庭不和。

這個家的成員由於父親的事業成功，在家中地位高大，一家大小只能小心謹慎的遵循父親的要求，結果可能形成畸形的人格，而且長期不快樂。整個家裡面只有表面上的和諧，氣氛卻可能是冷冰冰的，沒有溫度，沒有家人應有的親密感，人人整天戴著厚重的面具過日子。

後來我把這兩句話在網路上分享給朋友，最常得到的回饋是把這兩句話弄反了，成了下列兩句：

工作，得過且過輕鬆過，一事無成。
家庭，追求完美努力過，家庭不和。

在家庭中追求完美，會帶給所有家人壓力。大家在工作場所或學校已經有很大的壓力了，回到家還要繃得更緊張，反彈的力量必定很大，自然難以和諧。

chapter 23

家是休息和放鬆的地方

最近一個朋友因有幾個健康問題的困擾來找我，她六十多歲，幫她量了經絡，又是一個追求完美的性格，腸胃都有問題。

她的右側下巴下方有個淋巴結，腫了很長時間，很擔心會惡化成腫瘤。從經絡的觀點，那個部位如果肥大，通常是反應大腸的問題。而她確實有便秘的問題。這讓我聯想到她可能也有子宮肌瘤的問題，她回答確實在更年期之前有子宮肌瘤。以下是我們的對話記錄：

吳：妳是否有人可以經常談心？（以我的經驗，便秘和子宮肌瘤都是情緒垃圾排不出去的結果。她可能在人際關係上有問題，缺乏談心或疏泄情緒的環境或機會。）

她：（面有難色）我和家人關係不好，沒人可以談心。我先生喜歡喝酒，對健康沒有紀律，我很擔心他的健康，他卻都不在意，所以常為這事吵架，關係弄得很僵。女兒幼年時我管得很嚴，跟我關係也不好，經常吵嘴。面對這樣的家中環境，我只能經常參加一些佛教的活動。

吳：先談女兒的事。妳有多久沒有稱讚她了？

她：很久了。

吳：她是什麼職業？

她：自由業。

吳：那應該很優秀，妳覺得她不好嗎？妳不滿意她什麼地方？

她：她東西都亂放，經常晚睡，睡到中午，我擔心她的健康會愈來愈差。

吳：妳們經常吵這些問題，有用嗎？

她：沒有用。

吳：她的那些問題比較重要，還是改善妳們的關係比較重要？

她：當然是關係改善比較重要。

吳：相較之下，那些問題是不是雞毛蒜皮的小事？

她：好像是。

吳：她都沒有優點嗎？不值得妳稱讚嗎？和朋友的孩子比起來，她真的很差嗎？建議妳回家好好想這幾個問題，再想想為什麼這麼久都沒稱讚過她？

然後告訴女兒，妳發現她有多少優點，妳有多欣賞她。妳愛她，要欣賞她的優點，包容她的缺點，並且讓她知道。家人的關係是互動的，妳改變了，她就會跟著改變。她接受了妳，規勸的話才可能聽進去。先生的問題也一樣，也許找一天妳買瓶酒，邀請先生跟妳一起喝。

她：怎麼可以這樣？

吳：妳會嚇他一跳，也許就有新的轉機。反正妳和他為喝酒吵了大半輩子，都沒有用，何不試試新的方法。

她：我剛才心裡好像有塊東西鬆了下來，手就變熱了。（見面握手時，我說她手好冰，原來是心裡閉塞造成的。）

吳：家是休息和放鬆的地方，妳卻不斷的給每一個人壓力，這才是問題的根源。改變要從自己做起。

她：這些和我腸胃的問題有什麼關係？

吳：妳的腸胃問題主要是情緒引起的。家中氣氛改變，有人能說話，互相關心，腸胃的問題自然會改善。

◆

有愈來愈多的研究，認為許多慢性病是錯誤的生活形態造成的。從中醫「治因不治果」的原則，只有改變生活形態，更新對事物的觀念，才是真正的「治因」。這種沒有藥物和手術的養生方法，可能更有機會改善健康。

不久前我收到揚生慈善基金會寄來一本書——《不老族札記》，這是基金會創辦人許光揚先生所寫的。打開書的第一章〈十件令自己開心的事〉，正好是我當下最需要的一篇文章。

文章內容很短，節錄如下：

阿秋寄了一篇他最近讀的短文來，說這是一篇很實用的文章，值得一讀。

短文裡說，人的心情狀態，就像個天秤，開心和不開心各據一邊，如果開心的事比不開心的多，心情就會向開心的一邊傾斜，於是愉悅的情緒逐漸膨脹，而不開心的情緒慢慢縮減，便會有一個快樂的一天。

如何辦到？文章裡建議的方法是，隨時隨地找出能讓自己開心的事，這些事可以小到比如今天的報紙準時送達，事雖小但也能令人開心，秘訣是每日最少尋找十件令自己開心的事，並且隨時把它記錄下來。

今天試行，發現一天之中要有十個讓自己開心的事不容易。到了下午，我改變心態，不是等開心的事自動找上門，而是要去「營造」開心的事。心態改變之後，午後在客廳看到窗外盆景上的小綠葉隨風搖曳，飄然自在，心想，它們多麼安逸啊！當我向它們揮揮手時，一種喜悅的感覺油然而生，我於是把這事記在「開心的十件事」的小筆記本上。

每天追求「開心的十件事」，慢慢的，追求開心會成為我們生活中愈來愈重要的事，追求完美就不再是唯一的目標了。這是追求完美的人調整性格最好的處方。

chapter 24

老年人的養生心得分享

年過六十之後，進入了傳統老人的行列，我對於老年人的養生有些心得，也在此分享給我的讀者。

中醫的「氣血」，指的是人體的總體能量，也可以說是一個人的總體健康狀況或健康指標。目前沒有任何儀器可以量測人體的總體能量，中醫則是透過望診的方式，觀察一個人的氣色，依經驗來做判斷。氣血低落是老年人共同的健康特質，而多數好發於老人的慢性病，氣血低落都是原因之一。隨著年歲的增長，氣血不斷的下降，可以說氣血下降的趨勢就是老化趨勢。因此，**減緩氣血下降的速度，是老年人養生的重點和目標**。

理論上一個人出生時的氣血最高，隨著年齡增長，氣血逐漸下降。氣血下降的趨勢和西醫所說的老化趨勢是平行的，所以老年人普遍氣血都不高，很多好發於老年人的慢性病，氣血不足也是主要原因之一。

在我們以經絡儀進行量測時，發現氣血能量較高，自癒活動會較活潑；氣血能量較低，自癒能力較低，自癒活動也較不活潑。在春天或夏天，自癒活動比較活潑的人，同一天可能同時有多個臟腑處於修復狀態；自癒活動不活潑的人，則可能沒有任何一個臟腑處於修復的狀態。

氣溫變化對老年人的影響

氣溫下降的秋冬，身體會轉移部分血液進行保溫，這時可支配的氣血能量總量就下降了。前面我們說過「氣血能量的高低和老化成反比」，到了秋冬，身體可支配的能量減少了，身體的狀況就相當於比夏天老化了幾歲。寒流來襲時，氣溫有時會驟降十幾度，可能生理上就突然老化了近十歲，這時候有些身體較虛的老人就很容易出問題，例如血壓升高、中風或心臟病發等，都和氣溫突然下降有關。

面對這種氣溫對老年人的重大影響，老年人在秋冬必須做好預防的準備：

❶最好在家中活動的地區加裝暖氣設備。

尤其是寒流期間，待在溫暖的家中比較不受影響，只要在特別低溫期間，不要離開高溫的環境，就不容易出問題。

❷每天在陽光下晒半小時以上。

由於陽光是老年人每天必須接觸的能量來源，冬天不能出門的老人，就要選擇在陽光能照射到的房間活動，只要條件許可，最好每天都能晒晒太陽。

❸旅遊必須避開太冷的地區。

秋冬出遊要注意挑選旅遊地區。如果到較溫暖的地區旅行，最好等住家地區氣溫回升才回家。從較暖的地區回到家中較冷的地區，那種溫差的變化也可能造成傷害。比較理想的做法是避免在冬天旅行。

❹手腳要注意保暖。

當老人在家無論穿多少衣服都不覺得暖，手腳都是冷的，就是身體氣血較低，無法適應當時的氣溫。同時由於身體總血量不足，沒有足夠的血液分配到手腳，這時手上最好能戴上保暖的手套，腳上也要穿上保暖的厚襪，必要時可以多穿幾雙，而且最好能提高室內溫度，直到手腳不再冷為止。這種情形的老人，就不適合在天冷時外出活動。

睡眠與老年人養生

睡眠是老年人養生非常重要的一環。一如我在每本書中強調的，「良好的睡眠是進行身體造血及自癒機能最重要的必要條件」。人類最原始的作息是日出而作，日落而息，造血和自癒活動最合理的時段是夜間睡眠時，也就是睡眠除了必須有充足的時數之外，同時必須在夜間適當時段睡眠才會有最好的效果。

晚睡的調整

常見的老年人睡眠問題，首先是晚睡的習慣。這是在工作期間養成的壞習慣，到了退休後，雖然不再需要晚睡，但晚睡的習慣並沒有特別注意調整，就繼續晚睡。

由於早睡是良好造血的必要條件，晚睡會使造血效率變差，老化速度也會變得比較快，而且身體的自癒活動因缺乏能量供給而無法順利進行。雖然沒有自癒活動，會比較少出現好轉反應，看似沒什麼不適的徵狀出現，但是隨著能量的快速下降，血壓和血糖很容易出現異常，真正進入「小病不斷，大病不患；從來不生病，一生病就要命」後面兩句的狀態。只是這個時代，生了大病不容易要命，但會陷入長期慢性病的困境。

早睡的時間**最好能在十點前上床**，當然能夠更早睡，造血效果會更好。如果本來更晚睡的人，例如超過十二點才睡，改善的第一步先調整到十二點前入睡；等到能夠穩定的在十二點前入睡了，就往前調到十一點；過段時間再調到十點或更早。也就是**分步實施，逐漸往前調整**。

通常習慣早睡的人，睡眠品質較好，睡眠時數也較長。主要是早睡的人肝火不旺，睡眠品質好，自然睡眠時數較長。相對的，晚睡容易形成肝火，而肝火會導致睡眠品質差，容易淺眠和多夢，睡眠時數自然較短。

早睡和晚睡對健康的影響巨大，只要早睡一個月，就能體會到身體的明顯變化。建議每一個退休的人，第一件事先把睡眠調好。

但是睡眠調好之後，氣血會很快升高，身體會啟動自癒機制。過去因晚睡造成氣血低，身體擱置了大量的損傷沒有修復，這些被擱置的損傷在氣血升高、啟動自癒後，就會逐一開始清理修復。修復會產生各種各樣的徵狀，這時建議把我曾經出版的幾本書拿出來好好讀，從中理解每個徵狀的真正意義，對身體的自癒活動會有更深的理解。

氣的調度

這是我在第二本書《人體復原工程》中曾經說明的狀況，在這裡簡單的再說一次。

當我們幼年時，晨間六點起床，到了中午十二點多才會睏。起床時精神很好，到了中午累了，身體少掉的就是「氣」，那時氣的長度大約六至七個小時。隨著年齡增長，氣血能量下滑，氣的長度逐漸縮短——到了中年就剩下三至四個小時，老年則剩下二至三個小時，得了重病大概只剩下兩小時。

許多人工作時都有一種經驗，上午十點或十一點突然很睏，可是正在開會，不容許睡覺，這時只要硬撐十分鐘左右，精神就又來了。這時用的能量就是中醫所說的肝火，是身體開啟了透支的大門，從肝血中透支來的能量。幾個小時後，能量又不足，人又想睡，繼續撐一下，再透支更多的肝火。白天這麼持續透支肝火，到了晚上，人很累就是睡不著，這時就進入了透支過頭，肝火大開，不易入睡的狀況。

老年人應該明白這個道理，**找一天晨間起床後，什麼事都不做，放輕鬆，然後觀察自己幾點鐘第一次感到疲倦，記錄下時間，計算從起床到出現累的時間有多長，這就是自己氣的長度**，是經過一夜的休息所積累的，也是當下血液總量所能承載的氣的長度。血液是氣的容器，血液總量愈多，能夠承載的氣愈多，氣就愈長。

明白自己氣的長度後，每天的活動要依這個長度規劃。如果氣的長度是三小時，每隔三小時，當氣用完了，就躺下來休息，或小睡半小時補氣，這樣就能避免身體啟動透支的肝火。整個白天都不啟動透支的肝火，夜間睡眠自然會比較平穩。關於三小時的控制，必須考慮人不是機器，說停就能立即停下來，必須在三小時中保留至少半小時，讓身體慢慢停下來。至於需要三小時以上的活動，可能就不宜參加了。

有個朋友都八十多歲了，還參加一個宗教的課程，每次上課都是四至八小時，上完課她就會有兩三天失眠，整個睡眠調到正常需要一兩個星期。我建議她每次參加這類課程，最好控制在一小時，保留前後的交通時間，整體大約三小時，然後就回家休息，才不會影響夜間的睡眠。這是舉辦老年人活動需要知道的常識，盡量避免數小時的課程，多數老年人沒那麼長的「氣」聽課。

有些失眠的人擔心夜間睡不著，白天不敢闔眼，這是錯誤的。失眠的人都有早起晚睡的習慣，往往早上五六點就起床了，晚上快要十二點才上床，大約有十八個小時沒闔眼，上床時肝火大開，入睡就很困難。像這種情況的話，建議改成累了就休息或小睡，每次小睡不要超過三十分鐘，這樣反而夜間會好睡得多。

有些老人經常坐在電視機前，一邊看電視一邊打盹，一天下來不知小睡了多少回。這樣的老人多數天一黑就能睡，完全沒有失眠的問題，白天打的盹，一點都沒影響他夜間的睡眠。

腎虛引起的睡眠障礙

腎氣和氣血是緊密相連而成正比的，老年人普遍氣血不足，腎氣自然也低下。特別是睡眠不好的人，如果飲食的營養攝取也不足，就容易形成腎虛。腎虛容易引起透支氣血的肝火和心火，因而形成睡眠障礙。這種情形，只要改善了腎虛的原因，就能一併改善睡眠。

中醫把腎虛分為「腎陽虛」和「腎陰虛」。中醫在能量上的陰陽之分，有物質的能量為陰，沒有物質的能量為陽，兩者合併則為滋陰補陽。氣血的陰陽如此，腎氣的陰陽也如此。

多數老年人睡不好時，**按摩腎經或補充容易吸收的蛋白質**，都能改善睡眠。按摩腎經，可以提升無形的能量，是為補陽；補充容易吸收的蛋白質，可以提升有形的能量物質，是為滋陰。另外，「血」和「氣」是人體能量的兩個概念，「血」為有物質的能量，滋陰也可以視為補血；「氣」為沒有物質的能量，補陽也可以視為補氣。

有些老年人吃飯過於清淡，甚至喜歡素食。素食沒什麼不好，但是必須對食物的營養有較多的知識，特別是造血過程中比較需要的蛋白質和膠質，這兩種養分在素食材料中比較缺乏。我常建議老年人最好吃奶蛋素，比較容易從奶蛋中攝取人體所需要的蛋白質和膠質。特別是**有失眠問題的老年人，充分而健全的營養補充，常是有效改善睡眠的良方。**

chapter 25

營養補充品的使用

在十九章那則老年失智的成功案例中，婦人使用了大量的營養補充品，如褪黑激素（melatonin）、維他命B_{12}、維他命D、魚油、CoQ10等。這些產品說真的很像中藥，只是用西方的方法開發和製造。

我使用西方的營養品很多年，在使用這些補充品之前，會先徹底理解這些東西的中醫醫理，才能知道何時使用什麼產品，解決什麼問題。例如，下文即為對鈣保健品的分析和實驗，重新理解鈣保健品在中醫理論中具有疏通經絡的效果。

鈣保健品的經絡調理

中國大陸的經絡研究發現，在人體骨間膜（結締組織，即肉類食品中的筋膜）的表面（如左上與左下圖），穴位和非穴位之間的鈣元素含量有很大的差異，穴位的鈣元素含量大約是非穴位的四〇至二〇〇倍。健康情況愈好的人，這種鈣元素愈多。傳統的健康知識認為鈣的攝取多寡，主要會影響人體的骨骼成長。但從中國大陸經絡研究的觀點，鈣的攝取還會影響身體經絡的運行。

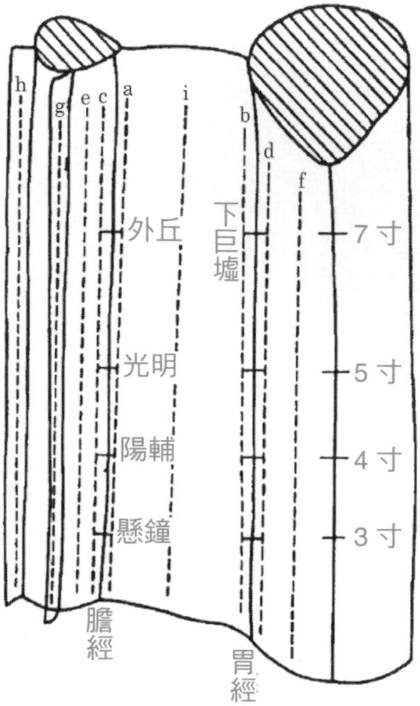

▲膽經和胃經在骨間膜上

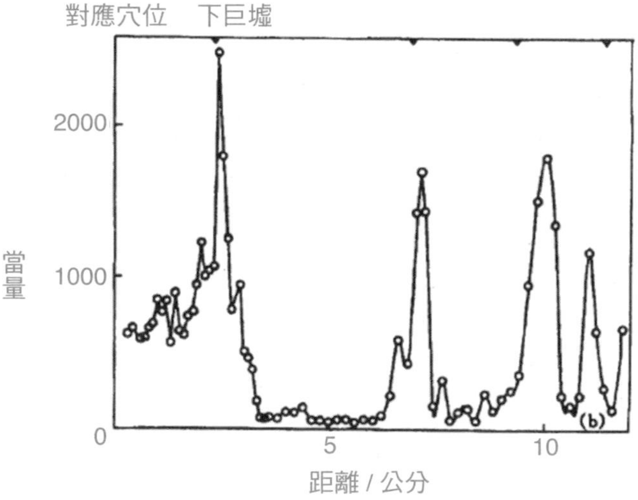

▲胃經上鈣元素的分布

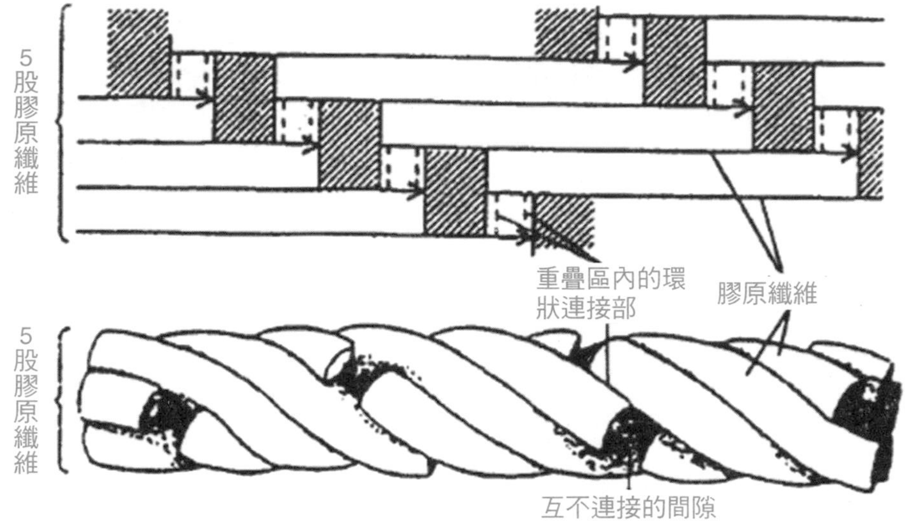

▲骨間膜中膠原纖維的結構

科學家進一步發現人體針刺穴位時，針尖停留於骨間膜的表面，骨間膜是由一束束線狀的膠原纖維所構成（如上圖）。其中的膠原纖維呈非連續形態，相鄰的纖維之間存在著間隙。生物體內的膠原纖維是一種生物液晶態（Bio-Liquid Crystal）的物質，對於九至二〇微米波長的遠紅外線，呈現近似於光纖維的物理特性。針刺穴位時，儲存於骨間膜表面的鈣離子被釋放出來，充斥於斷開的膠原纖維之間的間隙，迅速導通了被阻斷的通訊通道，經絡因而被疏通。這些膠原纖維很可能是人體內部的資訊高速公路。科學家們猜測鈣離子則是這些人體光纖維之間的導通介質（Coupling）。

在健康保健食品市場中，存在著各式各樣的鈣，從最早化學合成的鈣，到近期利用動植物提煉的鈣，還有錠狀的鈣和液態的鈣，甚至離子鈣。依照經絡研究的觀點，應該有適當的鈣保健品能直接補充經絡中穴位的鈣元素。

便秘是困擾許多人的一個問題，雖然稱不上是大病，卻是許多重病的最早原因。引起便秘的原因很多，如肺熱、肝熱、大腸燥熱、心血不足等，都會產生便秘的結果。由於便秘患者的問題涉及多條經絡，如果能找到一種鈣的保健品，能夠解決各種不同因素的便秘，即能證實其能補充至經絡中的穴位，迅速疏通全身的經絡。

經試用多種不同品牌的鈣保健品後，多數的鈣保健品對於便秘均無改善的功效，有些產品甚至會引發便秘，有些產品則會產生腎或膀胱的結石。只有少數的鈣保健品沒有這些問題，還能改善多種不同原因便秘，只要服用足量，大多數便秘均能順利改善。這種結果證實良好的鈣保健品，具有疏通全身經絡的效用。傳統錠狀的鈣片無法達到理論上的效果，最主要原因是吸收的比例太低，因此改善了吸收比例之後，鈣應有的效果就顯現出來了。

另外，許多婦女在月經期間會有經痛的困擾，從中醫的觀點，經痛多數出現在腎經不通的狀況。試著使用正確的鈣保健品，一位為經痛困擾十多年的朋友，在服用稍大劑量的鈣保健品之後，情況大為改善，幾乎和止痛藥的功效相同。不同的是，止痛藥是抑制了痛感神經，身體的運行仍舊不順暢，而殘留的化學藥物長期將對身體造成不可預期的危害；鈣保健品則是直接疏通腎經，使身體的運行順暢。

這種疏通經絡的方法，直接補充經絡中的鈣，沒有使用任何藥物，或任何身體不需要的物質，沒有後遺症，是最健康且安全的方法。

大多數的疾病都會造成身體上的經絡阻塞，品質較好的鈣保健品不但能強化骨骼，改善骨質疏鬆的問題，並且能夠迅速補充經絡中的鈣元素，達到疏通經絡的目的。經絡的疏通，可強化每一個臟腑的運行功能，使生病的人更快速的康復，也使成長中的兒童和青少年發育得更好。

（註：本文主要觀點及圖片取材自中國大陸一九九八年三月《科學通報》，費倫教授等科學家所發表之論文〈經絡物質基礎及其功能性特徵的實驗探索和研究展望〉。）

各種保健品的中醫概念

除了對鈣的特殊理解之外，對於其他保健品，也有類似的理解。

抗氧化劑：當人體較累或有損傷時，血液中容易出現自由基（Free Radical）。自由基，又稱游離基，是指化合物的分子在光熱等外界條件下，共價鍵發生均裂而形成具有不成對電子的原子或基團。自由基會附著在血球上，使得血球出現吸力，將周圍的血球吸成一個由數個血球構成的血球團。這些血球團體積較大，無法進入毛細血管，失去了血球運送養分或垃圾的機能。

抗氧化劑能夠快速去除血球上的自由基，使得血球團很快的散開，恢復運送養分和垃圾的能力，增加身體的活力。抗氧化劑本來沒有太多的能量，只因其四兩撥千斤的去除了血球上的自由基，提升了血液的效率，進而提升了身體總體的能量。這種機能很接近沒有物質的能量提升，即補陽的功效，也是中醫所說的**補氣**功效。

補充容易吸收的蛋白質，或透過消化酵素提升食物的吸收率，都能提供人體更多的造血材料，因此可視為具有**補血**的功效。

有了補氣、補血、疏通經絡，構成了中醫概念中最基本的調理要件。其中補氣和補血，符合中醫扶正的概念；疏通經絡，有利於臟腑能力的提升，也有利於體內垃圾的運輸，則是具備扶正和祛邪的功效。

CoQ10：在實際使用輔酵素CoQ10中，發現它有利於心包經的疏通。疏通心包經可以改善脾運水的能力，符合中醫「脾虛則補其母」——心屬火，脾屬土，火生土，心為脾之母。CoQ10也可以改善心臟的效能，提升身體總體的能力，加上提升脾臟的功能，進而提升身體自癒能力。

維生素B_{12}：具有類似抗生素的功效，近似中醫健脾的功效。

魚油：魚油中的Omega III，能迅速清除血液中的垃圾，大量服用則具有抗生素的效能，這些都是中醫健脾的功效，也就是服用Omega III可以提升脾的能力。

維生素D：是吸收鈣的過程中非常重要的元素，人體吸收了維生素D，之後晒太陽就能轉變成維生素D_3，這時從食物中吸收的鈣才能被身體吸收。吸收了鈣之後，補充到經絡層，就能使經絡通暢。因此，維生素D是促進經絡通暢的營養素之一。

利用中醫概念重新理解現代保健品，更能因應身體的狀況，正確使用保健品來提升身體的各種能力。

chapter 26
牙齒健康與養生

在研究養氣血的過程中，理解細嚼慢嚥是非常重要的一環。

膽汁是消化食物過程中將食物分解成身體所需要狀態的消化酵素。它是由肝分泌的，肝的分泌不會因吃東西或不吃東西而調整分泌量。如果將膽管直接從肝拉到小腸，將會造成吃東西時膽汁分泌量不夠，不吃東西時膽汁又流失了。因此，身體有了膽囊的設計。肝分泌的膽汁先儲存在膽囊中，等吃東西時，再將膽汁從膽囊分泌到十二指腸，及時提供消化食物之所需。

下圖是膽經和膽經的分支在頭部兩側及兩側臉頰的

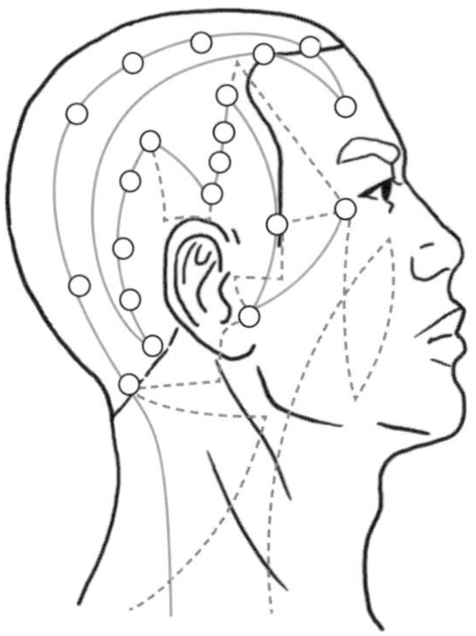

▲膽經和其分支在頭部和臉頰的分布

分布。當吃食物正在咀嚼時，膽經這兩個部位都會被觸動，身體的控制系統就知道當下正在吃東西，便將膽汁分泌到十二指腸。可以說膽囊和膽經建構了膽汁分泌的自動控制系統。

了解細嚼慢嚥和膽經及膽囊的關係，就能明白牙齒健康的重要性。只有健康的牙齒才能做到能觸動膽經的細嚼慢嚥。如果不能做到細嚼慢嚥，一方面會使身體無法順利吸收到必要養分，造血系統無法順利造血，使得氣血無法提升，甚至快速下降，最終導致老化速度加快；另一方面，由於膽汁無法順利排出，堆積在膽囊，造成膽囊中的膽汁濃度不斷升高，最終形成結沙或結石；再一方面，膽汁無法順利分解油脂，會造成過多的油脂在體內堆積，形成脂肪肝。因此，牙齒的健康對於老年人整體的健康極為重要。

牙齒的保健

以下這一節的內容，是我的牙醫師好友，臺北恩信牙科診所王文信醫師，所提供的老年人牙齒保健知識與建議。

牙齒的保健應該分為牙周和牙齒來考慮，只有牙周和牙齒都健康，才能有良好的咀嚼。良好的咀嚼是整個消化系統最重要的一環，做好細嚼慢嚥可以達到下列效果：

‧食物容易變成小分子。
‧提高腸胃分解食物的效率。
‧充分的養分供應全身器官所需，才能創造充足的氣血。
‧可以充分的享受美食，保持身心愉悅。
‧老年人有口福是生活幸福的指標之一。

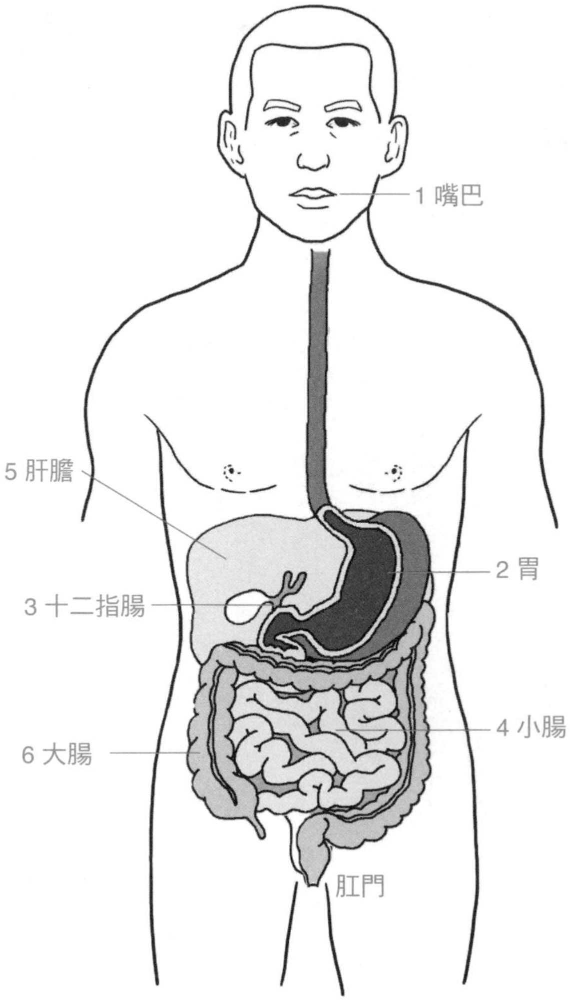

▲消化吸收的機制

牙周和牙齒不健康的影響

口腔不衛生是牙周和牙齒不健康最重要的原因之一，如果沒有做好牙齒的清潔工作，容易衍生下列問題：

- 食物殘渣滋生細菌。
- 破壞牙齒及牙周。
- 不斷吃進細菌。
- 破壞免疫能力。
- 心血管疾病、動脈硬化、關節炎、糖尿病、中風、失智、骨質疏鬆、腸胃病及死亡率等機率大增。

此外，牙齒動搖、缺損，咀嚼差，食物囫圇吞，也容易使腸胃負擔加重、食物分解能力下降、養分吸收減少。因應牙齒和牙周不健康的應變措施，很多人會刻意將食物煮爛，也因此造成養分被破壞，營養吸收不足，最終體力不濟、皮膚暗沉、臉色蒼白、皺紋明顯。

由此可見，牙齒健康實在太重要了，它牽動著全身。牙齒越多，生活品質越好，身體越健康；牙齒越少，身體狀況越差。套用一句我們經常說的，「眼睛乃靈魂之窗，眼睛好，心就明亮」，可以說「口腔是軀體之窗，牙齒好，身體就健康」。

守住牙齒，守住身體的山海關

牙齒在消化系統佔了關鍵位置，雖是小器官，卻是身體的山海關，古時守住山海關（天下第一關），就守住中華領土，現在守住牙齒健全，就守住健康。

知己知彼，才能勝券在握。牙齒要健全，就必須要知道各年齡階段的牙齒問題：

【0～5歲】長牙，適應刷牙。

【6～12歲】換牙，注意蛀牙。

【13～18歲】功課壓力大，忽略口腔衛生，蛀牙激增。

【19～40歲】活動多，應酬多，蛀牙增加，刷牙流血，牙齦發炎。

【40～60歲】注意牙周病，掉牙的主因。

【60歲以上】牙周病及牙根蛀牙。

現今科學已經證實，免疫能力差的人容易蛀牙和有牙周病問題，若再加上口腔衛生不佳，引來糖尿病、低血壓、貧血等慢性病，造成末梢血液循環不良、骨質較為疏鬆、抵抗力降低，因而加重牙周的問題，情況就更糟了。牙周病若沒適當治療，也會惡化慢性病，形成惡性循環。

換句話說，只要①氣血足、②免疫力強、③做好口腔衛生，到80歲仍有20顆牙（8020）的目標就不難達成了。

如何有效潔牙，預防牙病上身

老年人的牙病，以牙周病及牙根蛀牙最為常見，也是造成老年掉牙最主要的原因。為什麼這兩種病難防？其原因是：

- 隨著年齡增加，齒間牙齦會稍稍萎縮，牙縫變大，越來越容易塞牙。
- 年齡越大，手部協調能力降低，無法仔細清潔牙齒。
- 口水內含水分、酶體、抗體等主導口內平衡，負責消毒、沖洗、潤滑、分解等工作，一旦年紀大了，常因生病、做放療、少喝水、愛吃甜食或吃太多藥，導致口水減少，口內平衡被破壞，加速牙周破壞及牙根蛀牙。

針對以上原因，我們的建議是**以電動牙刷代替手刷牙**，**準備牙間刷及沖牙機清潔牙縫**，**隨身攜帶牙籤刷以備不時之需**。平時也要多喝水、多走路、多唱歌，起居正常，增強免疫力。

有效潔牙要注意以下幾點：

❶最好吃完三餐就刷牙。若出門在外不方便，可先用牙間刷或牙籤刷輕刷，然後用力漱漱口。

❷睡前潔牙最重要。先用牙線清齒間，牙間刷清齒縫，電動牙刷刷牙二至三分鐘，充分用蜂膠漱口水漱口，再用沖牙機沖牙縫。

❸平常喝水時，漱漱口再吞下，吃完食物後多用力漱口，這招簡單又有效。

❹多吃纖維類食物。

❺一定要遵守三個月到半年回診定期追蹤檢查。

圖解牙周病及克服的方法

牙周病的形成與影響：

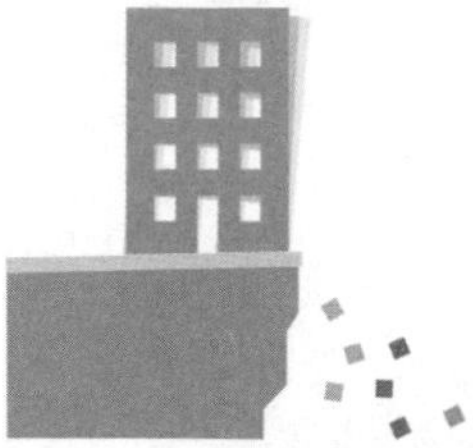

▲牙周病對口腔的破壞，就像是建築物被掏去地基，長久下來便會開始搖晃。

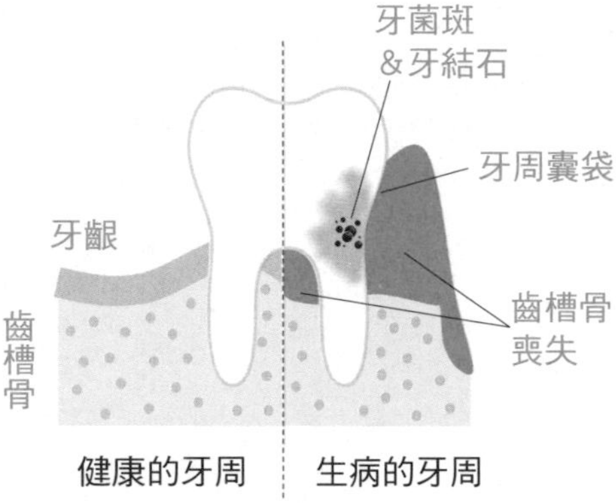

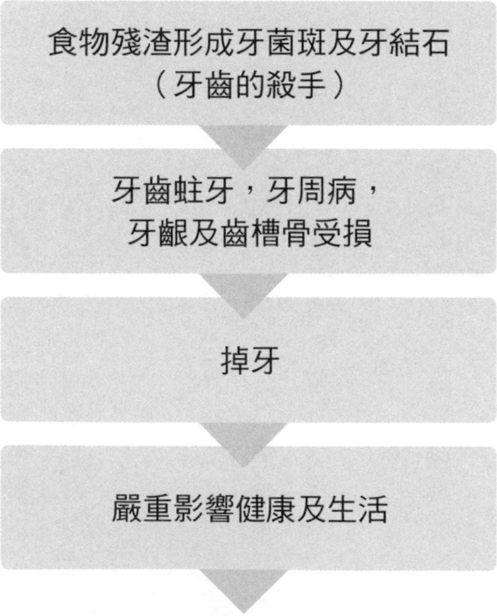

克服牙周病的方法：

需要病患與牙醫師通力合作，共同努力。

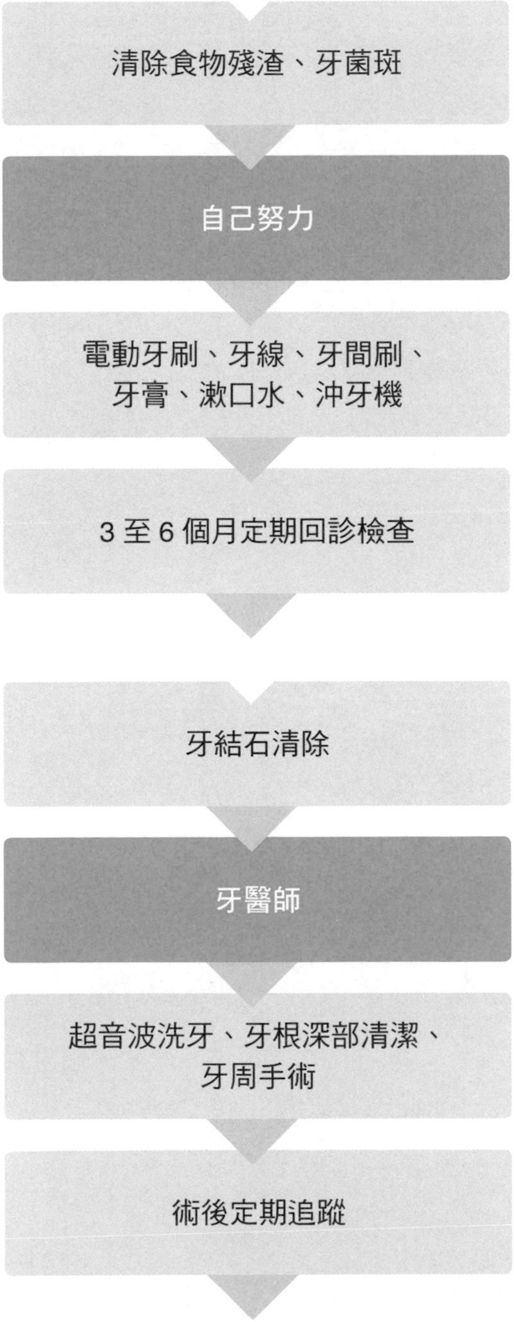

缺牙怎麼辦？

若是有部分缺牙不補，後遺症是牙周病及牙根蛀牙，將會造成加速掉牙。而缺牙的補救方式有三種，植牙、假牙牙橋、活動假牙，比較如下表：

項目	植牙	假牙牙橋	活動假牙
選擇順序	**1**	**2**	**3**
優點	不傷害鄰牙 獨立完成 無蛀牙問題	製作時間短	花費較低
缺點	治療期較長 費用較高	鄰牙經修磨後容易蛀牙，且牙橋下方清潔不易，容易導致牙周病發生	飲食後要取下清潔，勾住的牙齒如同慢性拔牙逐漸鬆動，全口假牙病患則是易受脫落之苦
咬合力	接近自然牙	約自然牙的 60%	低
修牙齒	不需要	需要	須少量修磨
治療期	長 3 至 6 個月以上	短 2 至 4 週	中等 3 至 6 週
費用	高	中	低
定檢週期	3 個月	3 個月	3 個月
耐用度	高 像真牙般容易清潔，遵照醫囑定檢，耐用度達 10 年以上	中 因易有牙根蛀牙或牙周病，務必遵照醫囑定檢，以提高耐用度	差 易有牙根蛀牙、牙周病或齒槽骨吸收，務必遵照醫囑定檢，以提高耐用度

▲缺牙治療比較

從中醫角度看牙齒，更顯現出牙齒在全身器官中舉足輕重的角色。

如吳老師所述，除了影響膽經之外，因牙齒多，咀嚼好，讓脾胃運化水穀效率高。脾胃乃後天之本，若其健旺，後天養分充足，氣血自然夠，體力好，免疫能力強，不易生病。「四季脾旺不受邪」，就是這個道理。

再來肝膽分泌調節正常，小腸吸收以及大腸排泄自然順利，吃得下，吸收好，排得順，睡得好，豈不健康長壽！

附錄

養生需要認識的中醫概念

這本書有許多養生的新概念，讀到這裡，相信讀者應該都有所得。目標管理養生，是一個很簡單、人人能懂、真能生效的概念，最重要的是很容易操作，適用於各種慢性病調養。過去我做了十多年管理顧問，後來學習中醫養生，把自己的專長跟養生結合，發現套用管理學概念來管理自己的健康，真的滿適用的。同時，我也從經驗中體認到養生主要靠的是人體自癒機制，多年來我的研究一直圍繞在自癒的範疇，而自癒是中醫的本質，所以最後這個部分，我想再跟大家多分享一些養生需要認識的中醫概念。

網路結構的人體系統

在研究中醫的經絡理論時，有個問題困擾了我很長一段時間。這個問題是：

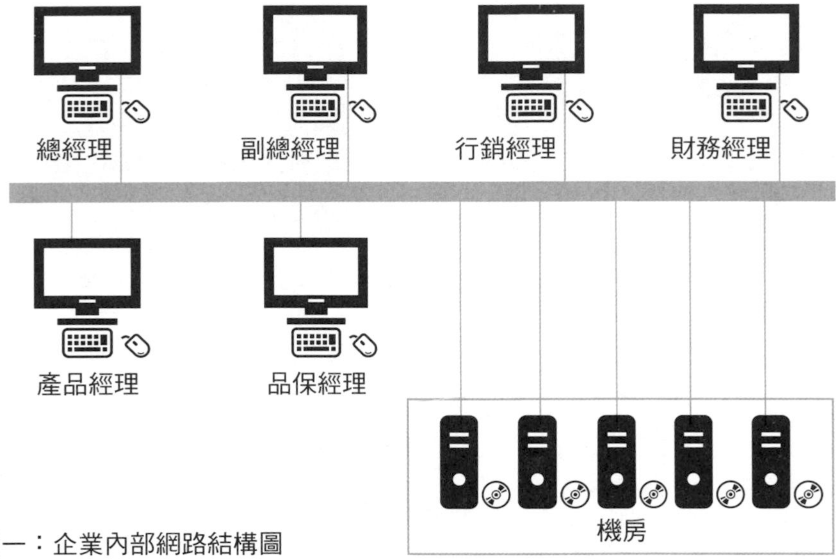

圖一：企業內部網路結構圖

「為什麼大腦沒有經絡？大腦在人體扮演什麼角色？人體的結構是像一部電腦，還是一個網路結構？」

如果人體結構像一部電腦，大腦就像電腦的中央處理器，是整個人體的核心。可是在我們的感知裡，從來沒有任何控制內臟活動的知識，這些知識和能力似乎不在大腦之中。我們稱這些內臟的系統為不隨意肌，其實就是不隨大腦的意而動的組織。

從大腦沒有經絡的結構看來，中醫概念的人體系統，大腦並不是人體的核心。也就是人體結構不像一部電腦，可能更像一個企業的網路結構。如上圖的企業網路，總經理是這個結構中的指揮者，但是電腦網路的核心卻在機房中各種不同功能的伺服器，總經理並不負責伺服器機房的運行、管理和維修。

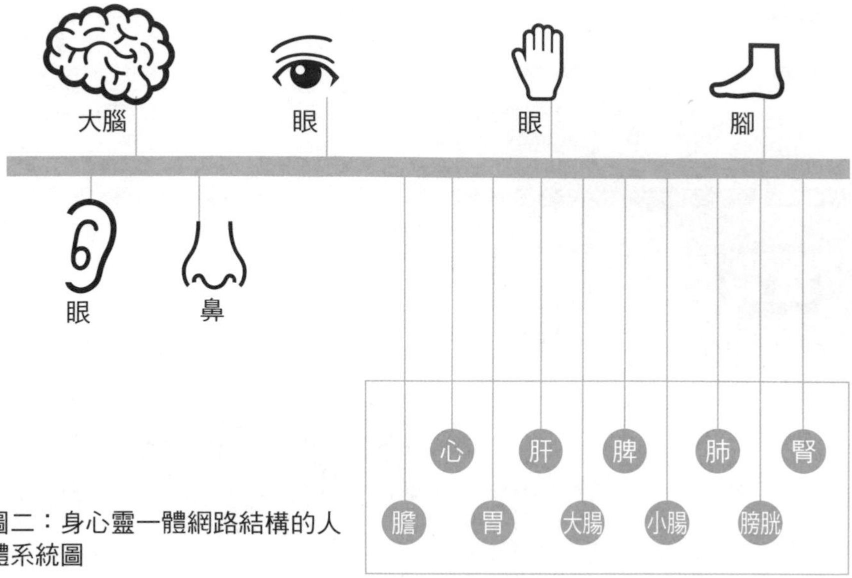

圖二：身心靈一體網路結構的人體系統圖

把企業網路結構略微更動成上圖，就出現一個類似的網路結構，其中伺服器機房裡各個功能的伺服器換成了十個擁有對應經絡的臟和腑，總經理的終端機換成大腦。

可能這個結構才是中醫概念下的人體系統結構，是兩千五百年前《黃帝內經》中文字描述下的人體結構。

在網路結構的人體系統中，大腦指揮著四肢五官，可以說大腦是這個身體的操控者或使用者，但不負責管理和維修機房中的伺服器——臟腑。機房存在著極為複雜的運行系統，不可能像人體的某些反射動作，不需智慧就能運行。五臟六腑的管理，包括正常的運行控制、能量配置、維修計畫……等，其中許多事物，必須因應身體總體狀況、外部氣候條件做決策，是極為複雜的工作。

所以，人體可能存在著另一個比大腦更高智慧的機構在處理這些事，是比較合理的推論。這個「存在」擔負著機房運行的管理和維修，也許可以稱這個「存在」為潛意識或靈魂，這樣的人體網路結構，才能合理解釋大腦沒有經絡的事實。

在我們的腦海裡，完全沒有人體如何操控五臟六腑的知識。我們不知道心臟如何跳動、腸胃如何蠕動，似乎五臟六腑的操控完全不在大腦的知識和感知中。這個現象可以說明大腦並不實際操控五臟六腑，就像公司的總經理並不需要具備維修機房中伺服器的能力一樣。

「人體近似網路結構的系統架構，可以合理解釋大腦沒有經絡的事實」，這樣的推論只有在網路系統技術發達的今天才有機會做出來。

長期以來中醫一直給人不科學的印象，實際上可能是人類的整體科學技術水平不足，不具備理解中醫理論中人體系統結構的能力，但中醫的系統結構理論，可能遠比現代醫學更接近人體設計者思想（假設存在一個人體設計者）。從《黃帝內經》的文字陳述，可以畫出前述網路結構形式的人體系統圖（圖二），讓我對這本書的作者感到好奇，祂似乎具備了現代網路結構的系統學知識，卻生存於兩千五百年前。

現代醫學在生理理論分了許多科，各科之間似乎沒有太多關聯，心理和生理更是兩個完全不相干的領域。靈魂學則不在現代醫學之列，是自然療法中獨立的一部分。

中醫則不同，在中醫傳統理論中，存在著各個臟腑和情緒之間關係的理論，認為「心主喜，肝主怒，脾主思，肺主憂，腎主恐」等，說明了五種情緒和臟腑之間的關係，也說明身和心之間是緊密結合、互相影響的。在這個網路系統結構圖中，包含了管理和維修五臟六腑的靈魂，是身、心、靈三個部分結合成一體的系統，一張系統圖就能涵蓋生理、心理和靈魂三個部分，而且系統圖中每個元素之間都有緊密不可分的相互關係。

在這個系統中，靈魂不但存在，還擔負著總體系統日常維修及操控的任務。也就是靈魂負責維持人體的正常運行，大腦則負責指揮人體各個外在系統的運行，是人體使用者的角色。

當然，這個系統結構是從「大腦不在經絡之列」的現實狀況所做出的推論，並沒有任何證據足以支持這種觀點。也許必須等到人類科技進步到足以跨越空間，接觸到靈魂（假設靈魂是存在的），才能證實其是否為真。

經絡是身體修復的通道

在我學習中醫時，常問自己兩個問題：

「經絡是什麼？」

「為什麼身體要設計經絡這樣的結構？」

我還是老辦法，假設自己是那個設計人體的人，從設計者的視角來思考這個問題，既然中醫常以經絡來治病，那麼經絡存在的最大可能是用來維修身體。

就像我們設計電腦時，總要考慮如何維修。一個需要存活在世上數十年，乃至百年的機體，設計時更需要考慮維修問題。必須建立功能強大的自癒系統，但是再強大的自癒系統，也難免會出現力有不逮的時候，這時就需要利用人體的自我反應，從外部進行輔助。也許經絡就是在這樣的考慮下被設計出來。

中醫的「阿是穴」即是哪裡疼痛按壓哪裡，疼痛的感覺是身體創造出來引導自己用手去敲它，疏通那一點的經絡，進而使經絡對應的臟腑得到改善。也就是敲打或刺激經絡上的穴位，可以促進體內臟腑的運行。經絡和其中的穴位，是身體用來調整臟腑的通道，也可以說是身體用來維修臟腑的通道。

身體對應臟腑的經絡只有十二條，也就是能透過經絡維修的器官只有這十二個。有經絡對應的器官和沒有經絡對應的器官，從人體設計者的觀點，顯然是完全不同的兩種器官。

現代醫學成形於十九及二十世紀，人類在十九世紀的科學活動，就是不斷發現各種新的元素，逐漸填滿化學元素表，所以化學是那個年代最主要科學。科學家的形象就是穿著白袍，擺弄滿屋子的瓶瓶罐罐，因此現代醫學治病的方法在使用藥物，而且是化學藥物。可以說現代醫學是個化學治病的醫學。

二十世紀的主要科學是物理學，二十一世紀則是系統學，這兩門科學沒趕上現代醫學成形的年代，而現代醫學也很少利用物理學和系統學來治病。和現代醫學相比，中醫學在起步時，就是從系統學和物理學開始，再輔以生物化學組合而成的治病科學。這三門科學都是到了二十一世紀人類才有能力著手思考的全新領域，也因此只有在這個世紀，人類的科學才有機會逐漸理清楚中醫學的各種理論。

面對人體這麼複雜的機體，系統學做的第一件事就是將複雜的系統簡化。人體器官的分類，是中醫學很重要的精華之一，下一節就來談談人體器官的分類。

人體器官分類是中醫精華

人體器官的分類，是中醫學很重要的精華。人體從頭到腳，從裡到外，有數十個不同的器官，如頭髮、皮膚、筋、骨、神經、淋巴；眼、耳、口、鼻、手、腳；心、肝、脾、胰、肺、腎、大腸、小腸、胃、膽囊、膀胱……等。

今天各種慢性病之所以找不到病因，其中最關鍵的原因之一，就是理不清身體內部各個器官之間的關係。面對有數十個器官的人體，想像每個器官之間拉一條線，總共會出現數百條關係線。本來就很複雜的人體，這時就變得更複雜了，因此必須透過器官的分類，適當簡化，才有機會找到器官之間的關係。

首先，就「經絡是身體維修的通道」這個概念，將器官分為「有經絡的器官」和「沒有經絡的器官」兩大類。有經絡對應的器官只有十二個，分別是心、肝、脾、肺、腎、大腸、小腸、胃、膽囊、膀胱，再加上心包膜和橫膈膜（三焦）。其他的器官都是沒有經絡的器官。

「症在四肢五官，病在五臟六腑」，這是中醫非常重要的觀念，再加上「治病不治症」，可以說中醫的治療主要集中在十二經絡所對應的十二個器官。

例如眼睛沒有經絡，但是眼睛周圍有兩條經絡：小腸經和膀胱經。依子午流注的順序，小腸經在膀胱經前面，是供給眼部能量的經絡，膀胱經則是排除眼部垃圾的經絡。近視眼、遠視眼和黃斑部病變，是眼部能量供給不足的現象，病應該在小腸；青光眼眼壓太高，是垃圾排出不順暢的現象，病應該在膀胱，治療眼睛主要在這兩條經絡，以及其對應的髒或腑——小腸對應的是心臟，膀胱對應的是腎臟，所以調養重點就在這些臟腑。**近視、遠視眼、青光眼、黃斑部病變等都是症，臟腑的問題才是真正的病**。

中醫理論的這種器官分類，是把複雜的人體系統，做系統化的整理，理出少數幾個可能會生病的臟腑，大幅簡化了系統，並且建立系統分析的理論和方法，從疾病表象的徵狀，可以找出真正致病的器官和原因，進而發展出治病的方法，真正做到「治因不治果，治病不治症」的理想。

在系統化分析後，中醫對於疾病的判定就簡單得多。我們去看中醫時，醫師的診斷總是說氣血不足、氣虛、血虛或腎虛、脾虛、肺虛，或肝熱、心火盛、肺熱等。

系統化的中醫，從五臟的平衡和氣血能量兩個指標，就能夠診斷出一個人的身體狀況。未來發展檢測儀器，只要朝這兩個方向發展，少量的儀器就能達到檢測疾病狀態，提供醫師治療方向的依據，並且提供受測者調養方向，以及生活作息調整方向的指引。現代人的疾病多數和生活形態有關，找出生活習慣上不斷創造疾病的行為，是治未病最重要一環。

更詳細的臟腑分類內容，請參考《人體復原工程》。

人體的氣血能量是中醫專有概念

氣血能量是中醫專有的概念，醫生診斷中最重要的衡量指標，但目前還沒有儀器可以量測這個指標。

任何一個獨立的系統，總體能量指標都是最重要的系統指標。例如汽車的油量表，電腦的輸入電壓和電流指標，都是非常重要的指標。汽車沒有油量表，開車的人無法預估每趟出門是否有足夠的油量可以支撐到目的地；如果沒有電壓量測的方法，則沒人知道供給電腦的電力是否足以讓電腦正常運行。其實如果沒有量測電壓的方法，可能連電子學都無法出現，更不會有電腦了。

醫學上至今仍沒有量測人體總體能量的方法，也就是相較於電子學，醫學還在不能量測電壓的年代。那個年代，可以說還沒有電子學的年代，同樣的，不能量測人體總體能量，醫學也不能算真正的起步。

由於不能量測人體總體能量，使得醫學的發展只能針對各種人體的異常和不適，以消除這些異常和不適為治療的目標。但是有些異常和不適是自癒行為創造的，如果貿然消除，可能會使人體的總體能量下降。這種治療，實際上可能造成身體長期的傷害。

例如高血壓，可能是身體愈來愈差的人，體內環境劣化，原來的血壓使得血液無法送達管線末梢某些重要器官，為了能將血液送達那些器官，因此身體提高了血壓。形成高血壓的異常之後，利用降壓藥降低血壓，雖然使血壓正常了，但是可能有某些重要的器官因為沒有得到血液的正常供應而逐漸衰敗，一段時間後，形成了比高血壓更嚴重的疾病。如果那個末梢的器官是大腦，那麼某些大腦的病變，可能是使用降壓藥後，造成大腦長期血液供應不足的結果。

如果能夠量測人體的總體能量，在身體出現高血壓之前，顯示出人體總體能量不足的現象，那麼高血壓可能就會被定義為總體能量下降的徵狀，治療的方法就不是長期控制血壓，而是提升人體總體能量。

人體總體能量概念的缺乏和無法量測，使得許多因總體能量不足而出現的徵狀，都被錯誤的定義成了疾病。當然這種對疾病的錯誤理解，所發展出來的治療方法，一方面不可能真正解決病人的痛苦，另一方面可能對人體創造出更多的傷害，以及更嚴重的疾病。

更詳細的人體氣血能量的理論和說明，請參考《人體使用手冊》。

中醫的人體水循環

水是人體最重要的組成之一，一個健康的人，體內大約有百分之七十的成分是水。中醫對於水的循環可以分為**布水**、**運水和排水**三個部分。

肺是布水的臟，水是從肺分送到身體的各個器官和細胞。身體處於肺虛狀態時，其布水的能力下降，身體吸收水分的能力就變得很差。由於細胞吸水能力不好，全身顯得比較瘦弱，皮膚乾而黑，喝了水很快就想小便。血液中的水分比較少，在驗血時各種血液的元素就顯得濃度比較高，不容易被驗出貧血。

細胞吸收了水分，用過之後會從細胞排出，就成了廢水。

脾主運水，脾將廢水運走，運到排水的腎。身體處於脾虛狀態時，運廢水的能力下降，體內各處的廢水形成堆積。如果長期在脾虛的狀態，堆積的垃圾會逐漸沉澱成固體，身體就愈來愈胖。**西醫認為肥胖是過剩的能量；中醫概念則認為肥胖是排不出去的垃圾堆積而成**，而肥胖就成了脾虛的望診主要徵狀。脾虛在體內積水時，心包膜中的水分也會跟著增加，形成心包積液過多的現象。這時會衍生出心悸、全身無力……等多種不適的徵狀。

腎是身體排水的臟，當脾將廢水運到腎後，就由腎負責將廢水透過膀胱，以尿液的形式排出體外。

嚴重腎虛會使身體的水分無法排出，如果同時也有脾虛，可能形成身體中段臀部特別肥胖，這種體型華人較少，白人較多；如果和肺虛同時存在，則可能在背部膀胱經中積存大量垃圾，形成厚厚的背部，更嚴重時，背部可能呈現硬如木板的狀況。

明白了身體的水循環，就可以從人的體型和膚色判斷出其體質，並提供適當的養生建議。例如：

肺虛多數是天涼時穿著不保暖，長期受寒而慢慢形成的。必須調整對冷熱的反應，在天冷時穿得保暖，不讓寒氣持續入侵。再將氣血養足，身體自會啟動排寒，將體內寒氣一點一點排出，肺虛狀況就能慢慢改善。

脾虛則可能因氣血不足引起，也可能是腸胃或泌尿系統中細菌過多而引起。氣血不足，就必須從改善生活作息及飲食習慣做起，慢慢養足氣血，啟動身體自癒機制，讓身體一點一點將問題排除，脾虛狀態就能慢慢改善。

腎虛最大原因是睡眠習慣不良，形成過低的氣血水平，只能從調整生活作息做起。腎主先天之氣，氣先升，血才會跟著升。因此，睡眠先改善了腎虛，再因腎氣的提升，而使氣血跟著提升。

東西方對運動健身的理解

有一年的某天早晨，陪一位美國朋友走在上海街頭，看到公園裡有很多人在運動，各式各樣的人做著各種各樣的運動。

其中幾個單獨打太極拳的人引起了外國朋友的注意，他問我：

「為什麼中國的運動這麼慢？有效果嗎？」

年輕時我學過多年太極拳，知道太極拳出拳吐氣，收拳吸氣，一個出拳和收拳之間正好一口氣。愈練氣愈長，動作愈慢，功架愈低。我開玩笑的說：

「愈慢的效果愈好，工夫愈深，工夫最深的是站著都不動的。」

◆

每次一談到運動，就不覺想起這個故事。當時的我還沒學中醫，在學了中醫之後，才知道原來中國式的運動，重點在用最少的能量消耗，達到疏通經絡的目的。出拳的力道固然有肌肉的力量，更多的是出拳的技巧和氣功的運用。

這種運動和西方的運動，概念和目的都不同。中國的運動概念，疏通經絡，健壯臟腑，提升身體整體的健康是主要目的；西方由於沒有經絡和臟腑的概念，認為運動效能的提高和健康是相同的，因此著重提升運動效能，讓身體跑得更快，速度和力量的提高是運動的目的。

從中醫的概念，運動主要功效在疏通經絡。但運動會消耗大量能量，必須透過良好的營養補充，充足且品質好的睡眠，把運動消耗的能量補回來，而且還有剩餘，才能對身體有真正的益處。

西方的運動更著重於表面的力量增長，再從體型變化和肌肉的增長來觀察運動的成績。中國式的運動則是著重身體整體健康的實質改善，目標在延年益壽，而且是健康的長壽。

例如華陀創建的**五禽戲**，大多數的動作都在做四肢和軀幹的伸展，目的在拉伸疏通身體所有的經絡。運動的過程中，不需要太大的力氣，也沒有太快的動作，配合不同的動物形態，身體從各個不同的角度伸展。這是典型利用最少的能量消耗，達到最佳經絡疏通效果的方法。

再如**太極拳**，運動重點除了伸展四肢和軀幹之外，特別著重呼吸和動作的配合。每一個動作都可以分為出拳和收拳兩式，出拳時呼氣，收拳時吸氣，呼吸速度必須盡可能放慢。隨著練習時日的增長，肺活量逐漸增大，每一口氣愈來愈長，打拳的速度也就愈來愈慢，功架愈來愈低。在公園裡打拳常有音樂配合，這是在學習過程的教拳和練拳，真正的打拳，由於每個人氣的長度不同，打拳的速度不一樣，是不能用音樂導引的。

長期練習五禽戲和太極拳，身體可能變得精瘦而靈活，不會練出強大的肌肉。這些運動非常著重整個身體的平衡，以及正確的用力方法，因此不會創造任何運動傷害，還會養成正確的用力方法，終生都不容易因用力不當而造成身體的傷害。

舉例來說，太極拳的運行過程，隨時都要注意保持脊柱和地面垂直。這個習慣用於搬重物時，自然會維持上半身直立，蹲下再站起來，實際上是用腳的力量搬動物體。同時，搬動之前一如收拳時的吸氣，用力搬物時則是一如出拳的呼氣，這樣就不容易造成腰部或內臟的損傷。

這些中國式的運動，在身體很虛弱時都能做，而且多半建議晨起練習。這個要求讓長期練習的人自然保持早睡早起的習慣，再加上運動的疏通經絡，身體總體能量就能自然上升。

斷食不是人人可以做的

觀察自然界的哺乳類動物，飢餓是常態，偶爾才有機會吃飽，因此耐飢餓是多數哺乳類的本能，其腸胃系統承受飢餓的能力必定也很強。依照進化論的觀點，不能承受飢餓的動物，大概早就被淘汰了。

現代人吃的食物，比起一百年前的人至少多吃了一倍以上，腸胃全年無休，根本沒有機會好好清理。這種情形，和原始時代人類的腸胃可能多數時候是空的，是完全相反的。對於現代人來說，適當的斷食，讓腸胃有機會清空積存的食物和垃圾，對健康必定是有益的。

在現代醫學的照護下，雖然仍然有許多慢性病無法克服，但是現代醫學能讓人在許多疾病的條件下，仍然能正常的生活著。許多人的體能在原始時代可能早就死了，而這樣的人可能就無法承受斷食的飢餓。

前段時間我就遇到了這樣的例子，一個腸子本來就有宿疾的病人，接受家人的安排進行為期兩週的斷食。結果在斷食一週之後，就昏倒了。

到醫院檢查，發現他的大腸完全無法蠕動，大便全部積在直腸。最終只好動手術切除一段直腸，接上人工肛門，才留下一命。整個人瘦了一大圈，本來就虛弱的身體，現在更虛弱了。

◆

對於重症病人、老年人或身體虛弱的人，最好不要輕易嘗試這類斷食療法。排毒是需要能量的，斷食療法會讓人體的能量快速下降，造成身體正常機能無法運行，這種方法只適合健康的人才能實施。

「扶正」和「祛邪」是中醫養生調理最重要的兩個方法。其中「扶正」的氣血能量觀察，是中醫師診斷時一個最重要元素，無論用哪一種方法調理，都必須讓身體保持足夠的氣血能量，才能確保身體各個臟腑可以正常的運行。

斷食是「祛邪」的一種手段，在施行時，仍要考慮總體氣血能量是否足以支撐身體排除腸胃垃圾的活動。必要時採用適當的「扶正」手段，才能確保「祛邪」手段能安全而順利的進行。

斷食是身體清理腸胃的好方法，對於身體虛弱的人，可以選擇服用吸收率超過百分之九十以上的營養補充品，例如小分子蛋白。這種營養補充品，可以保持營養的供給，而且不會產生大便，既能達到補充能量的目的，又不妨礙斷食清空腸胃的目標。充足的營養供給，可以維持腸胃系統的正常運行，會使斷食的效果更理想。

◆

長時間斷食有一定風險，減少食量讓身體每天有一段時間呈現飢餓，是另一個清理腸胃的方法。如某些佛教僧侶實行的過午不食，每天吃一至兩餐，到了清晨醒來，都會自然出現飢餓感，也就是在醒來之前有一段時間腸胃是被清空的。

常見的養生建議，都有「早餐吃得好，午餐吃得飽，晚餐吃得少」的說法，正是符合這個概念的飲食習慣。

晚餐吃少了，有利於清晨出現飢餓感。活動力不大的老年人，建議可以將中餐延後到午後兩三點，然後晚餐就能不吃。如果覺得有點餓，可以吃些堅果或喝些麥片。這種每天進行的清理腸胃方式，可能比偶爾為之的長時間斷食，更為安全而且有效。

國家圖書館出版品預行編目資料

人體使用手冊-目標管理養生法：20年慢性病調理經驗總結！重新定義疾病，簡單有效達成自癒養生目標 / 吳清忠作. -- 臺北市：商周出版：家庭傳媒城邦分公司發行, 2019. 06
面； 公分. -- (商周養生館；63)
ISBN 978-986-477-669-6 (平裝)

1.中醫現代化 2.經絡 3.養生

413.21 108007507

商周養生館63

人體使用手冊-目標管理養生法

——20年慢性病調理經驗總結！重新定義疾病，簡單有效達成自癒養生目標

作　　者／吳清忠
企畫選書／林淑華
責任編輯／林淑華

版　　權／吳亭儀、林易萱、江欣瑜
行銷業務／周佑潔、黃崇華、賴正祐、賴玉嵐
總 編 輯／黃靖卉
總 經 理／彭之琬
事業群總經理／黃淑貞
發 行 人／何飛鵬
法律顧問／元禾法律事務所王子文律師
出　　版／商周出版
台北市104民生東路二段141號9樓
電話：(02) 25007008　傳真：(02)25007759
E-mail：bwp.service@cite.com.tw
發　　行／英屬蓋曼群島商家庭傳媒股份有限公司城邦分公司
台北市中山區民生東路二段141號2樓
書虫客服服務專線：02-25007718；25007719
服務時間：週一至週五上午09:30-12:00；下午13:30-17:00
24小時傳真專線：02-25001990；25001991
劃撥帳號：19863813；戶名：書虫股份有限公司
讀者服務信箱：service@readingclub.com.tw
城邦讀書花園 www.cite.com.tw
香港發行所／城邦（香港）出版集團
香港灣仔駱克道193號東超商業中心1樓_E-mail : hkcite@biznetvigator.com
電話：(852) 25086231　傳真：(852) 25789337
馬新發行所／城邦（馬新）出版集團【Cite (M) Sdn Bhd】
41, Jalan Radin Anum, Bandar Baru Sri Petaling, 57000 Kuala Lumpur, Malaysia.
電話：(603) 90578822　傳真：(603) 90576622

封面設計／行者創意
版面設計／林曉涵
內頁排版／林曉涵
印　　刷／中原造像股份有限公司
經 銷 商／聯合發行股份有限公司
新北市231新店區寶橋路235巷6弄6號2樓
電話：(02) 2917-8022　傳真：(02)2911-0053

■2019年 6 月4日
■2022年12月6日初版4刷
定價380元

Printed in Taiwan

城邦讀書花園
www.cite.com.tw

ISBN 978-986-477-669-6

線上版讀者回函卡